MBA医師が教える
本当に正しい予防と対策33

一流の人はなぜ風邪をひかないのか？

裵 英洙
ハイズ株式会社代表取締役
（医師・医学博士）

ダイヤモンド社

まずはこれだけ!

MBA医師が教える

絶対に風邪・インフルエンザを避けたい人のための

ウイルス撃退プログラム

PROGRAM TO PROTECT YOURSELF

プレゼン前、受験前、出張前、
結婚式前、妊娠中……etc

風邪・インフルエンザのリスクを激減させる行動習慣

次の行動を意識しているだけで、
風邪をひくリスクは激減します。
今、書店でここを立ち読みしている方は、
すぐに実践してください。

- □ ガムや飲み物で常に「のど」を湿らせておく
- □ できるだけ「鼻」で呼吸する
- □ 1日11回「手」を洗う
- □ 手洗い後は「ペーパータオル」で完全に乾かす
- □ 乾いた手を「アルコール消毒」して完全に乾かす
- □ ワイヤー型のマスクを「1日1パック」使い切る
- □ 1日3回以上「うがい」をする
- □ 自分の「平均睡眠時間以上」寝る
- □ インフルエンザワクチンを接種する
- □ 無意識に「顔を触るクセ」をチェックして、やめる
- □ 本やペンなどの物品を「他人と貸し借り」しない
- □ 飛行機や新幹線は「一番後ろの席」を選ぶ
- □ 手洗い前に「鼻くそ」をほじらない

ウイルスが集まりやすい5大条件

① 人との距離が近い場所
② 閉鎖された空間
③ 風邪をひいた人が身近にいる空間
④ 貸し借りした物体
⑤ その他「出っぱっていて、不特定多数の人が触る」モノ

たとえば……

触らない！ 近寄らない！「危険地帯」

次の場所に行った直後、次のモノを触った直後、
必ず手洗い・うがいをしましょう。

× 病院やクリニックなどの「医療機関」
× 満員の電車やバスの中
× 交通機関や公共施設の「手すり」「つり革」
× 複数人で行く「カラオケ」の室内
× 乾燥した「会議室」や「教室」
× 書店や図書館に展示された「見本・サンプル」
× 商業施設のキッズフロアなど「子どもが多い場所」
× 自販機や電気器具などの「ボタン」「スイッチ」
× 共用の「ドアノブ」「パソコン」「電話」「検索機」「ペン」
× ファミリーレストランや喫茶店
× 「ジェットタオル」が設置されたトイレ　など

ウイルスを洗い流す「手洗い10ステップ」

① 手を水でぬらして石けんをつける
② 手の平を洗う
③ 手の甲を洗う
④ 指と指の間を洗う
⑤ 指先と爪の間を洗う
⑥ 親指を手の平でねじるように洗う
⑦ 手首を洗う
⑧ 流水ですすぐ
⑨ ペーパータオルで完全乾燥させる
⑩ アルコール消毒液を②〜⑦になじませ、完全乾燥させる

ウイルスをのどから洗い落とす「うがい3ステップ」

① コップに水、もしくはぬるま湯を用意する
② 口に水を含み、正面を向いて「クチュクチュ」と口の中全体をゆすいで、吐き出す
③ 口に水を含み、顔を上に向けて、「がー」と声を出し、吐き出す（普通のガラガラうがい）

ウイルスを寄せ付けない「マスク着用4ステップ」

① ワイヤー型のマスクで鼻まで覆い、皮膚との隙間をなくす
② 場所から別の場所に移動するたびに、取り替える
③ 「耳ひもの部分」を触って取り替える
④ マスクを取り替えたら、上記の方法で手を洗う

はじめに

絶対に風邪をひけないあなたへ

あなたは、次のような「事実」をご存じでしょうか？

・「ビタミンC」の摂取は風邪予防に効果的でない
・病院に行っても風邪は治せない
・「うがい薬」は風邪の予防効果が望めない
・風邪に「抗生物質」は効かない
・他人にうつしても自分の風邪は治らない
・飛行機の機内は日常生活の「１００倍」以上風邪のリスクが高い

あなたは、次のどれかに当てはまりませんか？

「社内でインフルエンザが大流行。うつされないかとビクビク……」

「ちょっと風邪をひいたくらいじゃ、仕事を休めない……」

「プレゼンを控え、この１週間だけは何が何でも絶対に風邪をひけない！」

「妊娠中で、『風邪に気をつけて』と言われるけど、どうすればいいの？」

「子どもの頃から、大切なイベントの前に限って風邪をひく」

「毎日ピンピンしている人がうらやましい……」


バリバリ仕事するビジネスパーソン。

学業やスポーツに打ち込む学生。

毎日家事をこなす人。

誰もが、常に「ベストパフォーマンス」を求められます。

「少しくらい体調を崩したからと言って、何日も家で寝込んでいられる余裕はない」

それが、現代人の本音でしょう。

「今だけは、絶対に風邪をひきたくない」
どんなに元気な人であっても、そういうタイミングが、年に何回か訪れるものです。
風邪は冬のイメージがありますが、「夏風邪」には重い症状を伴うものもあります。
私たちは一年中、風邪の脅威にさらされているのです。
人は、先々の予定を考えるとき、体調が良いことを前提にスケジュールを組みます。
カレンダーに「風邪で休む」という予定を書き込む人はいないでしょう。
だからこそ誰もが、突然風邪をひいて、悩まされるのです。

「風邪さえひいていなかったら、もっと頑張れるのに……」
「一刻も早く回復しないと予定がめちゃくちゃになってしまう……」

そういう場面は、誰もが一度は経験したことがあるでしょう。
実は私も、この本を書いている最中に風邪をひきそうになりました。
しかし、**病院に行くことなく、1日も会社を休まず復帰**しました。
自分の経験や、最新の医学的根拠に基づいた知識を総動員して対処したからです。
本書では、その対策のすべてを余すところなくお伝えします。

●なぜ、誰も「正しい風邪対策」を教えてくれないのか？

風邪は誰もが知っている、身近な病気です。

しかし、どうすれば風邪を予防できるのか、確かな情報を得ることは難しいものです。

それには、理由があります。

風邪は、主にウイルスに感染することを原因とした病気です。

風邪の原因となるウイルスは**２００種類以上**あります。

「風邪」とは、１つのウイルスを原因とした特定の病気を指すのではありません。

無数にあるウイルスの中の、いくつかが引き起こす症状の「総称」と言えるのです。

１００人いれば１００通りの風邪があり、原因もそれぞれ、症状もそれぞれです。

そして、本書で詳しく解説しますが、「風邪の治し方」は、正直、医者泣かせです。

最先端医学でも明確な原因のメカニズムは解明されておらず、風邪には根治療法や特効薬がいまだに存在しないからです。

どんな名医でも、風邪を予防・根治する１００％完璧な方法を知らないのです。

最近の医学では、「科学的根拠に基づく医療＝**ＥＢＭ**（エビデンスベースド・メディシン＝

evidence-based medicine）」という考え方が主流になりつつあります。

ＥＢＭは、医者の個人的な経験や過去の慣習などに依存した治療法を見直し、科学的に調査された研究成果に基づいて医療を実践することを指します。

とくに、西洋医学の医療において重視されている概念で、このＥＢＭという考え方によって、医学は今も進歩し続けています。

しかし、風邪は、このＥＢＭにおいても発展途上の病気です。

毎年、新しい研究によるエビデンスがつみあがっています。

すべての風邪ウイルスをやっつける「一撃必殺の技」は、どんな名医も持ち合わせていないのが現状です。

●「都市伝説」に頼らない医学的根拠に基づいた具体策

そうしたことが背景にあるためか、ちまたでは根拠のない「都市伝説」のような対策や「精神論」が語られがちです。

あなたも、次のようなことを耳にしたことがあるのではないでしょうか。

「風邪をひいたくらいで会社を休むな」

「風邪は気合いで治せる」

「漢方は風邪に効かない」

「バカは風邪をひかない」

「酒は〝アルコール消毒〟だから風邪治療に効果的」


これらは、すべて根拠のない言説です。

風邪をひいたときの対処法についても、ご自身の経験や、インターネットで得た本当に正しいかどうかわからない情報や、親御さんや周囲の方々が教えてくれた方法などを駆使して、「なんとなく」風邪に対処しているのが実態ではないでしょうか。

そこで本書では、**現代医学で解明されている最大限の医学的知見や科学的知識を、一般の人が日常的に実践できるレベルの具体策に落とし込んで紹介**します。

現役の内科医、救急救命医、薬剤師などの知見と、医療統計データ、150近くの最新の研究論文や文献を総動員し、「風邪をひかないための予防策」と「できる限り早く風邪を治す方法」を紹介していきます。

多くの医者や専門家が同意する内容と、一定のエビデンスはあるものの発展途上で、医者によって見解が分かれる内容を併用していますが、読者のみなさんの毎日の生活に即して、現実的な具体策をまとめています。

●絶対に風邪をひけない医者が実践している方法

私は医師であると同時に、経営者、コンサルタントでもあります。

最近では大学の特任教授も拝命し、みなさんと同じように忙しい日々を送っています。

外科医としてキャリアをスタートし、手術や急患で眠る暇もない毎日を過ごしました。

一人でも多くの命を救うためには、もっと根本的に病気の発生要因やメカニズムを知る必要があると感じ、大学院の関係機関で病理専門医（がんの診断を専門にする医師）として働き始めました。

約10年間、医者として臨床の最前線に立ったあと、「医療機関の経営」を根本的に改革することに興味を持ち、医者として働きつつ、慶應義塾大学大学院（慶應ビジネス・スクール）に通う決心をしました。

そして、在学中に医療機関再生コンサルティング会社を設立し、現在も日本各地の病院の再建に取り組んでいます。

その一方で臨床業務を続け、企業の産業医としての立場で、日々、ビジネスパーソンを中心に、一般の方々とも接しています。

当然ながら、オペにミスは許されません。

クライアント企業の経営を左右するアドバイスに、手抜きなどできません。

そして、力をセーブして業績を上げられるほど現在の経営環境は甘くありません。

私一人のパフォーマンスの低下が、人の命や、企業とそこで働く人の人生を損なうことに直結します。つまり私は「常に高いパフォーマンスを維持し続けなければならない」立場にあるのです。

そんなキャリアを歩む中で、**医者とビジネスパーソン両方の視点と経験**を併せ持ってきたからこそ、忙しい毎日を過ごす現代人の悩みにフォーカスし、「現実的な風邪対策」をまとめて、多くの方に実践していただく必要性を痛感したのです。

本書には、そうした、絶対に風邪をひけない中で私自身が実践してきた方法も、随所に折り込んで紹介していきます。

臨床の現場において、多くの患者さんは、難しい医学知識や科学理論を振りかざすと、それだけで興味を失い、耳を閉ざしてしまいがちです。

だからこそ本書では「わかりやすさ」と「実践的な内容」に徹底的にこだわりました。

専門家の方から見れば、物足りない内容があるかもしれません。

しかし、その物足りなさこそが、私は「わかりやすさ」につながると考えています。

風邪は、一番身近にある最大の敵です。

風邪をひかなくなるだけで、あなたの生産性は大きく向上するはずです。

ウイルスという「目に見えない敵」が相手だからこそ、人はどうしても「なんとなく」風邪対策を実践してしまいます。

しかし、**風邪は、ある程度の知識があれば、「戦略的」に予防できる病気です。**

本書が、忙しく過ごす現代に生きるすべての人の「新しい常識」となり、見えないウイルスに対抗する「防具」となり、みなさんの健康な生活や人生に貢献できることを、著者として心の底から願っています。

2018年1月　裵英洙

※おことわり

本書の内容は、風邪が確定診断されている、もしくは高確率で風邪と判断される症状を前提に書かれたものです。自己責任のもとで本書の内容を実行し、もし症状が長期化したり、いつもと症状が違うと感じた場合、必ず医師の診断を仰いでください。

また、本書は健康体の方に向けて書かれています。重い病気を持った方、虚弱体質の方、乳幼児や高齢者などには、一部適さない内容が含まれておりますので、あらかじめご了承ください。

一流の人はなぜ風邪をひかないのか？
MBA医師が教える本当に正しい予防と対策33

目次

第1章

医者が教えてくれない「風邪の正体」

第2章

「超初期症状《このタイミング》」で対処すれば風邪はひかない

第3章
「ひいてしまった……」正しい医者のかかり方と「あの治し方」のウソ

第4章 ぶり返さない・他人にうつさないためにやるべきこと

序章

一流の人は、なぜ風邪をひかないのか？

1 一生の「丸一年」あなたは風邪をひいている

――「風邪をひかない人」がやっていること

人間は、誰でも風邪をひきます。

米国の統計調査によれば、人は**一生のうちで200回ほど風邪をひく**と言われます。

ビジネスパーソンが仕事を休む理由の4割が風邪であるという調査もあります。

風邪をひくたびに1～2日欠勤したとすれば、**職業人生の丸1年以上が風邪に潰されます。**

風邪は、一番身近にある、最大のリスクだと言えます。

●どんな名医も風邪をひく

「医者の不養生」などと言われますが、**医者も風邪をひきます。**

本書を書いている私も、現役の執刀医時代、そして経営者になってからも、風邪に悩まされ続け、何度も苦い経験をしました。

大きい声では言えませんが、鼻水をすすりながら診察したことがあります。

熱を出した状態で、経営戦略会議に出席したこともあります。

体調不良がたたり、最寄り駅で降りられず乗り過ごしたこともあります。

1日4回の手術を終え疲れ切って帰宅し、布団をかける力すらなく倒れこんだまま朝まで眠り、「寝冷え」で風邪をひいたことも1度や2度ではありません。

自分の体調も管理できないようでは、医者失格だと思われるかもしれません。

しかし、事実、私も、私の周りの医者も、**どんな名医も薬剤師も風邪をひきます。**


とはいえ、医者は、人の命を預かる仕事です。

ぼーっとした頭で手術に臨めば、医療ミスや重大事故につながる可能性があります。

風邪をひいたとしても、パフォーマンスを下げることができません。

そこで私は、風邪をひいて熱とのどの痛みを抱えたベッドの中で天井を見つめながら、「自分はなぜ風邪をひいたのか?」と振り返り、どうすれば風邪をひかないようになれるのかを、真剣に考え続けました。

その個人的な分析結果と、臨床の統計データ、最新医学論文や文献の内容を元にまとめたのが、本書の風邪対策です。

●風邪をこじらせる人、1日でケロッと治す人

私の後輩に、よく風邪をひく内科医がいます。

しかし、翌日には何事もなかったかのように出勤してくるのです。

そこで、「よく風邪ひくけど1日でケロッと治すよね。何してるの？」と質問しました。

すると彼は「早期発見、早期休息ですよ」と即答しました。

あなたの周りにも、いつもパワフルで全然会社を休まず、ちょっと体調を崩しても、翌日にはピンピンしているような人はいませんか？

彼らは、自分の身体の異変に素早く気づき、生活のすべてを「風邪モード」に切り替えて即時対応することで、速攻回復しているのです。

本書では、そういう人を「一流」と定義します。

左の図は、一流と、風邪を長引かせる人との差を示しています。

普通の人は、富士山のような高い山型をとります。

一流は風邪をこじらせない

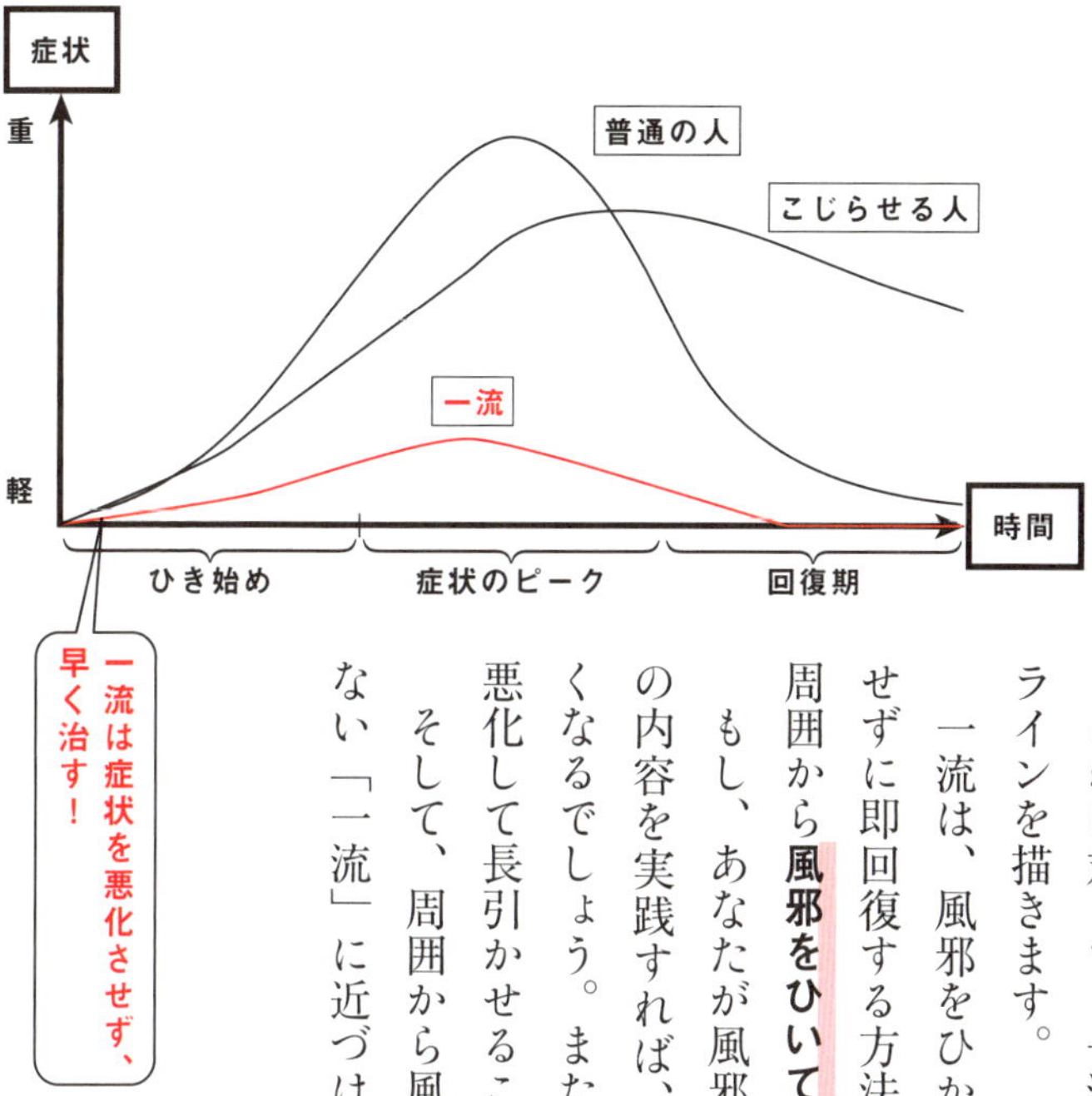

それに対して、一流は、なだらかな丘のようなラインを描きます。
一流は、風邪をひかないのではなく、重症化させずに即回復する方法を身につけているために、周囲から**風邪をひいているように見えない**のです。
もし、あなたが風邪をひきやすい人なら、本書の内容を実践すれば、「風邪をひく回数」が少なくなるでしょう。また、風邪をひいてしまっても、悪化して長引かせることはなくなるはずです。
そして、周囲から風邪をひいているように見えない「一流」に近づけるでしょう。

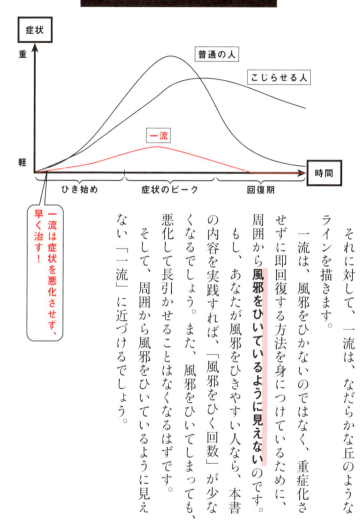

2

いかに風邪の「前兆」をキャッチするか?

――本書で紹介する風邪対策の「新常識」

本書で紹介する風邪対策は、3つの段階に分かれています。

・風邪をひく前にやること（第2章）
・風邪をひいてからやること（第3章）
・風邪をぶり返さないためにやること（第4章）

一般的に知られる風邪対策は、「風邪をひいてからやること」が多いでしょう。
熱が出れば解熱剤、のどが痛くなったらのど飴や市販の風邪薬を飲む。
あとはしっかり栄養を摂って、よく寝て治るのを待つ……というのが一般的でしょう。
もちろん本書でも、ひいてしまった後の正しい対処法をお伝えします。

ただし、風邪をひかない**一流の人が最も重視しているのは、「ひく前」**です。

熱やせきやのどの痛みなど、風邪の代表的な症状が出る前の「ちょっとした違和感」を、本書では**「超初期症状」**と呼んでいます。

超初期症状の段階で手を打ち、**風邪をひきそうでひかない状態で踏みとどまるのです。**

そして、たとえ風邪をひいても、正しい対処法を知っていれば**最速で回復できる。**

しっかりと治し切る方法を知っていれば、**ぶり返さない。**

この3段階における風邪対策を身につければ、風邪をひきにくくなるだけでなく、風邪をひいても、すぐに回復できるようになります。

●「風邪のひき方」にはパターンがある

人は、似たようなパターンで風邪をひきます。

かつての私は、地方出張が週に2度あると、高い確率で風邪をひいていました。

その原因を分解すると、まず、出張前後に睡眠不足が続いていたことがわかりました。

そのほか、外食続きになり、栄養バランスが偏っていました。

出張先の会議室や寝室の湿度や温度管理が不十分だったことも、共通していました。

私の周囲の人は、次のようなパターンで風邪をひくことが多いと言います。

- 週2回徹夜すると、週末に風邪をひく
- 睡眠時間が5時間以下の日が3日続くと、風邪をひく
- 出張がひと月に2回以上重なると、風邪をひく
- 年末年始に不規則な生活をすると、年始まもなく風邪をひく

風邪をこじらせず、即回復する一流のビジネスパーソンに共通しているのは、この**「風邪をひくパターン」を自己分析できている**ことです。

先々のスケジュールを確認し、風邪パターンにハマりそうになったら、即座に本書で紹介するような予防策で先手を打ち、シャットアウトしているのです。

第1章で詳しく説明しますが、風邪をひくのは、ウイルスが身体に侵入することだけが原因ではありません。

生活上のさまざまな悪い習慣が温床となって抵抗力が落ち、ウイルスの侵入を許し、増殖を許し、柔道で「合わせ技一本」を取られるようにして、人は風邪をひきます。

だからこそ、**日常生活に潜む「悪い習慣」を潰すことが、重要な風邪対策**です。

●みんな「身体」は一流である

超初期症状は、身体からの「ヘルプサイン」です。

無理が生じれば、身体は何らかの形で「風邪をひきそうだ」というサインを出します。

そのヘルプに気づけなかったり、無視して残業したり飲み会に参加したりと負荷をかけ続けると、身体が耐えきれなくなり、本格的な風邪に移行してしまうのです。

そういう意味では、元来、誰でも「一流の身体」を持っているのです。

もちろん、体質には個人差があり、風邪をひきやすい人とひきにくい人がいます。

しかし、風邪をひかない一流と、風邪をこじらせる人の差は、身体からのサインを素早く察知し、的確な対応ができるかどうかに最大のポイントがあります。

「バカは風邪をひかない」ということわざがあります。

鈍感な人は、風邪をひいても自覚しないで過ごしている、という意味で使われます。

しかし、私の考えは**「人は風邪をひくたびに賢くなっていく」**です。

「自分は、どういう状況になったときに風邪をひくのか？」を知り、正しい予防策と対処法を身につければ、風邪をひかない生活習慣を身につけられるのです。

3 風邪は7日で自然に治る

——医者が教えてくれない最低限の風邪知識

風邪は、医学用語で**「急性上気道炎」**と呼ばれています。
医学的に見た風邪の特徴は、大きく分けて4つあります。

- 上気道（鼻からのどの通り道）に炎症が起こる
- 原因の90％程度はウイルスである
- 良性の病気である
- ほとんどが自然治癒する

「主にウイルス感染で上気道に炎症を起こすが、自然に治る」のが風邪です。
つまり、**風邪は、安静にしていれば自然に治るとわかっている病気**なのです。
あなたが「風邪かも……」と思って病院に行ったときのことを思い出してください。

医者は、いくつかの薬を処方し、「安静にしてください」と言うことが多いはずです。

後述しますが、現代医学では、**風邪を根治する特効薬は開発されていません。**

医者が処方するのは、あくまで熱や痛みなどを和らげる対症療法としての薬です。

風邪の原因となるウイルスを撃退して、根治させるものではありません。

患者が一刻も早く治したいと思っていても、医者は根治させることができないのです。

●ベストパフォーマンスから1週間も遠ざかる

「安静にしていれば自然に治る」と言われたところで、知りたいのは、「じゃあ、何日安静にすれば治るのか？」ということでしょう。

個人差はありますが、一度風邪をひくと、**完全回復するまでに7～10日かかる**というのが医学的な見解です。

また、日本のシンクタンクが全国の20～39歳の仕事を持つ男女を対象に行なった調査によれば、一度風邪をひくと、**完治するまでに平均5.4日かかる**と回答しています。

風邪をひけば、仕事や日常生活に大きな支障をきたします。

風邪によって、反応時間が顕著に遅くなるなど仕事のパフォーマンスが低下することは、科学的にも証明されています。

1週間もベストパフォーマンスから遠ざかれば、仕事の生産性は大きく下がります。

●あなたが1回風邪をひくと「4万4000円」の経済損失に

風邪をひいて病院に行った場合、診療代は3割の自己負担で1500~2000円ほどでしょう。

薬局で市販薬を購入した場合は、3日分で1500円前後。

栄養剤や飲み物、のど飴、マスクやうがい薬などを購入する人も多いはずです。

総合すると、1回の風邪で**財布から出ていく金額は5000円**はくだらないでしょう。

日本のシンクタンクの調査によれば、風邪で仕事がはかどらないことによる生産性低下の**社会的損失を金額にすると、平均4万4270円**に上っています。

米国では、風邪の外来治療費、ビジネスパーソンが風邪で欠勤したことによる経済損失と、子どもが風邪をひいてその看病のために欠勤したことによる損失を含めると年間225億ドルと推定され、実際に大きな社会損失になっています。

●余計な仕事が増えて、みんなの信頼を失う

それだけではありません。風邪の影響は、「治ったあと」にも及びます。

一流のビジネスパーソンが過剰なまでに風邪対策に徹するのは、見えない損失が大きすぎることを自覚しているからです。

思い出してみてください。

風邪をひくと、こんな「損失」が発生しているはずです。

- 遅れを取り戻すための残業や早出などの「リスケ」のストレス
- 迷惑をかけた取引先への謝罪メールなど、追加業務の発生
- 突発的な対応に追われる同僚や上司の負担
- 他人に任せることによるミスの可能性
- 無理に出社して周囲に病原体を撒き散らすリスクの発生

1人が風邪をひいた悪影響は、玉突き状態でチーム内に伝染します。

さらに、風邪はプライベートにも悪影響を及ぼします。

受験生がいる家庭、要介護の高齢者がいる家庭、夫婦ともにフルタイムで働いている家庭などでは、あなたにとっては「ただの風邪」でも、ほかの家族に感染することが大きなリスクになる場合があります。

また、家事や保育園の送り迎えを2人で分担していれば、負担は1人に集中します。誰かとともに生きている以上、1人の風邪は、確実に周囲に悪影響を及ぼすのです。

優しい同僚やパートナーは「誰でも風邪くらいひくよ。お互いさま」といたわってくれるかもしれません。

ただし、その言葉に毎回甘えていたのでは、芸がなさすぎます。

医者に頼らず、自己防衛する方法を身につけることが、最大の風邪対策になるのです。

第1章

医者が教えてくれない「風邪の正体」

4 風邪の代表的な症状と経過

——ひき始めから治るまで、何が起きているのか？

医学的に、もっとも代表的な風邪の症状は、次の3つと言われています。
①鼻水・鼻づまり
②のどの痛み
③せき
前述のように、風邪は、医学用語で**「急性上気道炎」**と言います。鼻からのどまでの空気の通り道（上気道）に炎症が起こり、鼻水、のどの痛み、せきやたんという3つの症状が、同時に、同程度存在すると、風邪だと診断されやすくなります。

鼻水、のどの痛み、せきが同じ時期に現れれば、高い確率で風邪が疑われます。

●風邪の原因は「ウイルス」が9割

そのほか、風邪が引き起こす代表的な症状には、次のようなものがあります。
・微熱　・くしゃみ　・倦怠感（だるさ）　・頭痛　など
風邪は、その**80～90％がウイルスが原因で発症**します。また、風邪の原因となるウイルスは、全部で**200種類以上**あります。

風邪は一般的に、ウイルスが侵入して10～12時間で症状が出始め、感染2～3日後に症状のピークを迎え、7～10日で消失する、という経過をたどりやすくなります。

あくまで一般的な例ですが、症状の変化は、次のような過程をたどります。

①微熱やだるさ、鼻の奥からのどの上のあたりのイガイガ感から始まる
②1～2日遅れて鼻水や鼻づまりがあり、せきやたんも出てくる
③3日目前後に症状のピークを迎える（もっとも辛くなる時期）
④7日以上経ったころ、よくなっていく

●ウイルスの種類によって症状は違う

風邪の原因となるウイルスは、ライノウイルス、コロナウイルス、RSウイルス、

パラインフルエンザウイルス、アデノウイルスなどが知られ、ウイルスによって引き起こされる症状に多少の違いがあります。

左ページの図表は、代表的なウイルスと、そのウイルスが引き起こす症状の頻度をまとめたものです。この図表を見ると、「のど」「せき」「鼻」の3症状は、ほぼすべてのウイルスが高い頻度で引き起こすことがわかります。また、**風邪をひいたからといって、必ずしも熱が出るわけではない**こともわかります。

●あと何日経てば治るのか？

熱が下がると比較的身体はラクになります。しかし、**熱が下がっただけで「風邪が治った」と判断したり、解熱剤で熱を下げただけでバリバリ仕事を再開するのは危険**です。

熱が下がっても、たとえば鼻水やのどの痛み、せきなどがおさまっていなければ、症状が悪化して**風邪を長引かせたり、咳喘息など別の病気を誘発する**可能性がありますし、他人に感染させてしまうリスクも高まります。

1つの実験データをご紹介します。風邪ウイルスを鼻から摂取した209名の被験者が、6日間で、症状がどのように発生したかを調査し、グラフ化したのが50ページの

風邪を引き起こすウイルスごとの症状の頻度

（単位：%）

ウイルスの種類	のどの痛み	せき	鼻水	鼻づまり	熱	だるさ	結膜炎
アデノウイルス	95	80	70	ー	70	60	15
コクサッキーウイルス	65	60	75	ー	35	30	30
RSウイルス	90	65	80	95	20	ー	65
エコーウイルス	60	50	99	90	10	45	ー
ライノウイルス	55	45	90	90	15	40	10
コロナウイルス	55	50	90	90	15	40	10
パラインフルエンザウイルス	75	50	65	65	30	70	5

※『誰も教えてくれなかった「風邪」の診かた』岸田直樹（医学書院）p7を著者が一部改変して作成

図です。このグラフから次のような傾向が読み取れます。
- 「頭痛」や「くしゃみ」は初期症状である可能性が高い
- 「のどの痛み」は2、3日目に悪化しやすい
- 「せき」「鼻水」「鼻づまり」は、治りかけにひどくなることが多い
- 「鼻水」は2日目以降続くことが多い

「自分の風邪はどの段階にあるか？」を知るための参考になるかもしれません。

●なぜ、夏に風邪をひくのか？

風邪がもっとも流行するのは乾燥した冬の季節です。しかし、夏に流行する、いわゆる「夏風邪」があります。

風邪症状の時系列の変化

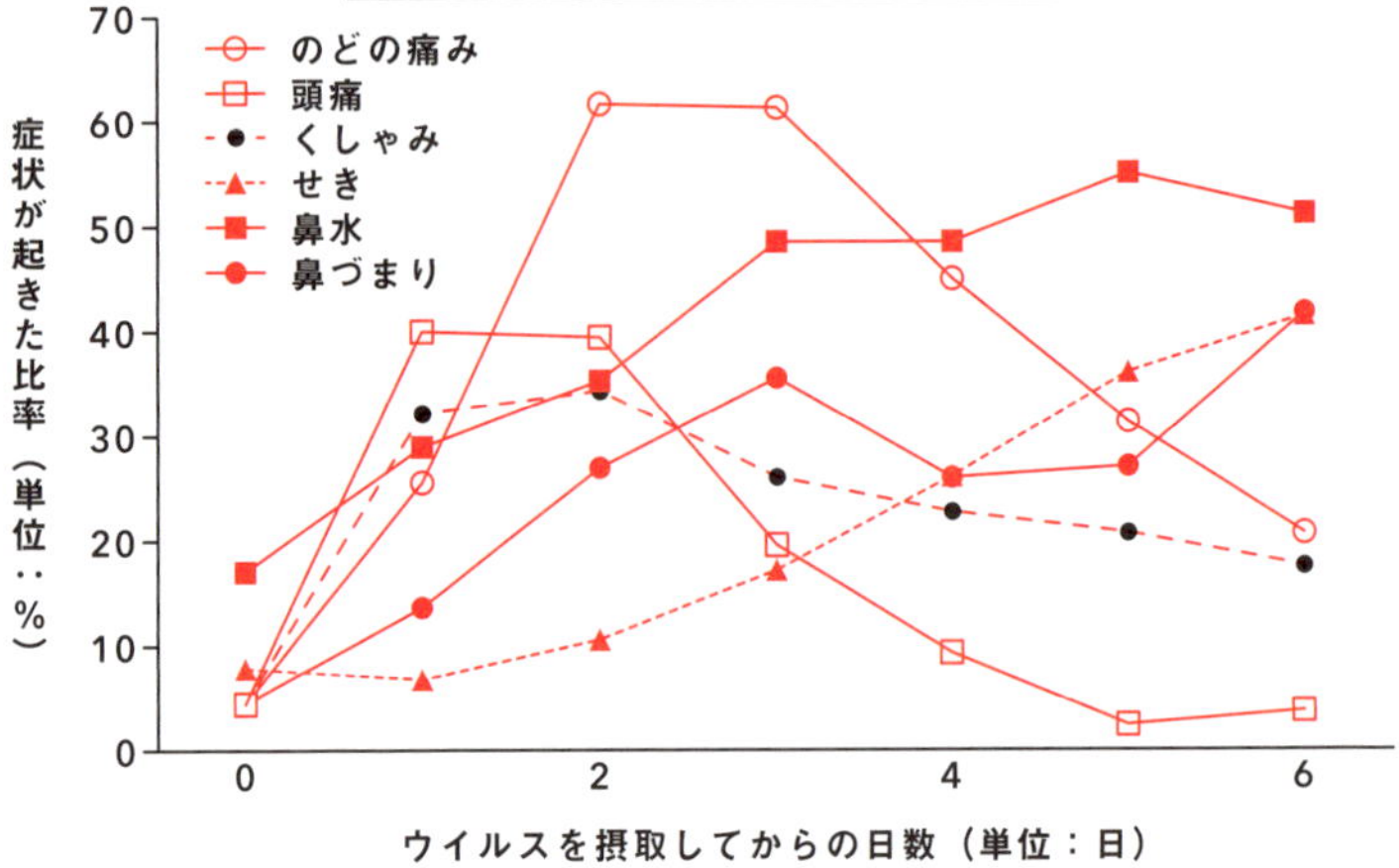

ウイルスの適した生存条件はウイルスの種類によって異なり、**夏の高温多湿を好むウイルスもいる**のです。
空調の効いた部屋と、暑い屋外を出入りすることなどによる自律神経の乱れや、食欲不振などによって体力が低下しやすい状況なども、夏に風邪をひく原因の1つです。
夏風邪には、次のようなものがあります。

・手足口病
↓エンテロウイルスやコクサッキーウイルスが主な病原体。手、足、口を中心に全身に発疹が現われ、発熱も伴う

・ヘルパンギーナ
↓コクサッキーウイルスが主な病原体。39～40度の高熱やのどの痛みが出やすいことが特徴的

・プール熱（咽頭結膜熱）
↓アデノウイルスが主な病原体。38〜39度の高熱が数日続き、強いのどの痛み、結膜炎などを引き起こす
これらの夏風邪は子どもがかかりやすく、したがって**子どもをもつ親**は油断できません。重い症状を伴うものもありますから、夏においても、風邪が流行り出したら、ぜひ本書の予防法・対処法を実践してください。

●「ウイルス」と「細菌」は別の生き物

ちなみに、混同されやすいのですが、**「ウイルス」と「細菌」はまったく異なる生物です。**

風邪との関連が強い違いとしては、抗生物質は細菌を破壊することはできるが、ウイルスには効かないという点です。つまり、**風邪に抗生物質は効かない**のです。

具体的には、風邪のほか、ノロウイルス、デング熱やエボラ出血熱などは、ウイルスが引き起こす病気です。一方、肺炎球菌による肺炎、大腸菌による膀胱炎、サルモネラ属菌による食中毒、溶連菌による咽頭炎などは、細菌が引き起こす病気です。

5 病院に行っても風邪は治らない

——「原因」を特定できない2つの理由

冬の時期、病院には「熱があります」「せきが出始めました」「鼻水が止まりません」という症状を訴える患者が増えます。

また、「先生、風邪をひきました」とか「2日前から風邪です」という人もいます。

過去に似たような症状を経験しているために、「風邪だ」と自己診断しているのです。

しかし、多くの医者は、「風邪ですね」とすぐに結論は出さないでしょう。

風邪は、誰もが知っている病気です。

医者が風邪を「風邪だ」と診断するのはたやすいことだろうと思われるでしょう。

しかし、それは間違いです。風邪は、もっとも確定するのが難しい病気の1つです。

それどころか、ほとんどの場合、**医者は風邪の原因を特定できないまま、患者に薬などを処方し、治療行為をしている**のが普通です。

医者は、複合的な情報と、患者の時系列の症状を見て、重大な別の病気が陰に隠れていないことを判断できた場合に、**「おそらく風邪だろう」と、診断します。**実は、100％の自信を持てないときが多いのです。
この考え方を**「除外診断」**といいます。

●医者は「風邪です」と断定できない

医者が風邪を診断する過程を知っていただくために、1つたとえ話をします。

あなたは、中学生です。学校から帰ってきて、食べるのを楽しみにしていた有名店のケーキが、冷蔵庫から消えているのを発見しました。

あなたは怒り狂い、「犯人」を特定しようとします。

食べた可能性があるのは、父親、母親、兄、妹の家族4人。

あなたが家にいなかった時間、父親は仕事に出ていました。

母親もパートに出ていて家にいなかったし、兄は、部活の試合でした。

残った妹が食べた可能性は非常に高く、あなたの怒りのボルテージが上がります。

しかし、妹だと「確定」できるほどの強い証拠がありません。

「現場」を見たわけでもなく、妹の口に生クリームがついているわけでもありません。

そこであなたは、父親と母親と兄に「冷蔵庫のケーキ食べた？」と聞きました。

すると、3人全員が「食べてないに決まってるじゃん」と答えました。

その時点であなたは初めて、妹以外の可能性をある程度除外できたことで、妹に「オレのケーキ食べたでしょ」と言えます。

風邪の診断過程は、この犯人特定の流れと似ています。

風邪患者の一般的な症状の変化を、時系列で表してみましょう。

①ちょっと寒気がする　↓　②鼻水が出てきた　↓　③次の日、熱っぽいかも　↓
④のども痛くなってきた　↓　⑤熱が高いから家で休もう　↓
⑥しばらく寝たらのどの痛みが治まってきた　↓　⑦鼻の通りもよくなってきた　↓
⑧2日寝てたらよくなった　↓　⑨さあ、今日から仕事に行こう

医者が、自信を持って「あなたは風邪です」と言えるのは、⑨の段階です。
④の「のども痛くなってきた」のような1つの症状だけでは風邪と確定できません。
極論ですが、医者は、**「風邪でした」という過去形でしか、風邪だと完全に断定できない**のです。

●「インフルエンザ以外は大丈夫」が医者の本音？

風邪のほとんどは、ウイルスが原因で発症します。

インフルエンザウイルスも風邪ウイルスの1つですが、強力な感染力と高い病原性により「別格扱い」され、慎重に診断した上で特別な治療が行われます。

しかし、インフルエンザ以外の風邪ウイルスは、種類があまりに多いこと、症状がそれほどひどくないこと、ウイルスを固定する検査に費用がかかることなどから、**一般外来では、わざわざ風邪ウイルスを特定しない**のが通常です。

また、先述したように、風邪は基本的に自然に治る病気です。**ウイルスを特定するのが困難である。安静にしていれば自然に治るとわかっている。**

これが、医者が風邪の原因を特定しない（特定できない）理由です。

6

風邪とインフルエンザはどう違うか？

——「症状」と「対処法」がこんなに違う

インフルエンザは、風邪の一種です。

ですから、**風邪と同様、健康な成人であれば、治療薬なしでも回復します。**

ただし、症状が激烈で、仕事や生活に与える影響が風邪とは段違いです。59ページの図表のように、インフルエンザとその他大勢に二分できるほどに特徴が異なります。

国立感染症研究所が発表したデータによれば、日本では毎年1500万人もがインフルエンザに罹患し、直近の調査では**1458万人と増加傾向が続いています。**

毎年、日本人の1割以上が、インフルエンザに罹患しているのです。

日本のインフルエンザ罹患者数の推移

年度	推計受診者数
2017〜2018	991万人
2016〜2017	1,046万人
2015〜2016	1,458万人

インフルエンザは、毎年11月下旬から12月上旬に流行が始まり、翌年の1月から3月の間に患者数が急増し、4月から5月にかけて減少していくパターンを取ります。

インフルエンザウイルスはA型からC型まであります。

人間に流行するのは、主にA型とB型です。

インフルエンザウイルスが侵入し、症状が出るまでの**潜伏期間はおよそ1～3日**。

感染経路は、患者のせき、しぶき、くしゃみなどに含まれるウイルスを吸い込むことによる「飛沫感染」がメインです。

また、**インフルエンザウイルスに感染した1828人のうち、1371人が無症状であったこと**を示す研究があります。

つまり、**無自覚のうちに感染し、周囲に拡散している可能性もある**ということです。

●検査しても「インフルではない」と誤判断される理由

普通の風邪は確定診断が困難ですが、インフルエンザには、国立感染症研究所が出しているマニュアルの中に診断基準があります。

11～4月のインフルエンザの流行期間中、次の4つの項目すべてを満たしていると、医者はインフルエンザだと診断します。
①　突然の発症　②　高熱（38℃超）
③　上気道の炎症　④　全身倦怠感などの全身症状
また、4つすべてを満たさなくても、病原体検査が陽性であれば確定診断されます。

この病原体検査には、10分ほどで診断結果が出る「インフルエンザ迅速診断キット」が用いられることが多く、クリニックや病院の現場で広く使われています。

しかし、この検査の感度は62・3％で、陰性を正しく陰性だと判断する確率（特異度）は98・2％とされ、完璧に間違いなく診断できるわけではないのです。

さらに、この迅速診断キットは、発症初期のウイルス量が少ない時期では、**実際には陽性なのに陰性結果が出てしまう「偽陰性」**という現象が起きることがあります。

会社や学校で検査結果を報告しなければいけない人が、できる限り正確な診断を求めるならば、**高熱が出てから半日ほど経ったあとに検査する**とよいでしょう。

おおむね、**発熱後12時間後〜36時間以内**に、陽性結果を得られやすいからです。

普通の風邪とインフルエンザの違い

	普通の風邪	インフルエンザ
原因となる病原体	ライノウイルス・アデノウイルス・コロナウイルス　など	インフルエンザウイルス
感染経路	飛沫感染＜接触感染（ライノウイルス）	飛沫感染＞接触感染（空気感染の可能性もある）
典型的な症状	微熱	38℃以上の高熱
	のどの痛み、鼻水、くしゃみ、せきなどの上気道症状	上気道症状＋頭痛、関節痛、筋肉痛、倦怠感などの全身症状が強い
	ほとんど重症化しない	肺炎や脳症などを合併して重症化することがあり、死に至ることもある
	比較的ゆっくり発症・進行	急激に発症・進行
診断の方法	問診、触診、聴診などによる身体所見から診断	問診、触診、聴診等＋必要時には迅速検査
治療の方針	症状の緩和	特異的治療法あり（対象は主にハイリスクの患者）
流行する時期	通年。ライノウイルスは春と秋に多く、RSウイルスは冬に多いなどの傾向がある	冬季。1～3月がピーク
ワクチンの有無	なし	あり

●いつまで「外出禁止」なのか？

インフルエンザを発症したらどれくらい学校や会社を休むべきか、判断に迷うことがあるでしょう。インフルエンザウイルスは、**発症前日から発症後3〜7日間は鼻やのどから排出される**とされ、その期間は、二次感染を引き起こす可能性が高いと言えます。

参考までに、学校保健安全法では、**「発症した後5日を経過し、かつ、解熱した後2日を経過するまで」**を、出席停止期間としています。

インフルエンザは、健康な成人であれば治療薬なしで回復しますが、高熱や全身状態の改善を目的として、解熱鎮痛薬を使用されるケースが多いでしょう。

インフルエンザに特徴的な治療として、「抗インフルエンザ薬」も多く使用されます。オセルタミビル（商品名：**タミフル**）、ザナミビル（商品名：**リレンザ**）、ペラミビル（商品名：**ラピアクタ**）、ラニナミビル（商品名：**イナビル**）などがあります。

有名なタミフルは、健康な成人であれば、**発症48時間以内に服用すると有症期間を約1日短縮させる**ことが示されています。

また、２０１８年3月には、1回だけの服用ですむバロキサビル（商品名：ゾフルーザ）が発売され、簡便性の観点から注目を集めています。

7 「インフルエンザワクチン」は意味がないのか？
——いつ、何のために接種すべきなのか

これまで紹介したように、インフルエンザには、恐ろしいデータがそろっています。

しかし、日本においては、次のように考える人が少なくありません。

「ワクチンを打ちに行く時間がもったいない」

「費用対効果が低いのではないか」

「100％予防できないなら、接種しても意味がないだろう」

私自身も、多くの人から「インフルエンザワクチンは、本当に打ったほうがいいのか？」

という質問をよく受けます。

答えは、明確に「YES」です。

できる限り、ワクチンを打つことをおすすめします。

●「大切な人に迷惑をかけないため」に接種する

インフルエンザが流行し始める11月前、毎年10〜12月に、インフルエンザワクチンを接種することが推奨されます。

接種後、約2〜4週間後に効果が出始め、効果の持続期間は約5か月と言われます。

ワクチンの効果は、健康な18歳から64歳に対して、インフルエンザの**発症が59％減少する**という検証結果があります。

「ワクチンを打たなくてもいいのでは」と考える人は、おそらく健康な人でしょう。

しかし、街中には、インフルエンザに罹ると死に至る可能性すらある持病のある人や、高齢者、乳幼児がたくさんいます。

厚生労働省などの調査によれば、妊婦がワクチンを接種すると、**妊婦自身だけでなく、生まれた乳児のインフルエンザ罹患率を下げる**ことができるとされています。

つまり、ワクチン接種は、健康な人への予防効果はもちろん、インフルエンザ症状の**重症化、肺炎などの合併症、または死亡率低下に、大きな意味がある**と言えます。

家族や職場の同僚など、周囲の人にインフルエンザを感染させにくくするという社会的な意義を踏まえ、できる限り、ワクチンを接種するようにしてください。

なお、インフルエンザが流行りだすと、どこの病院やクリニックも混雑します。

流行期に入ってワクチンを接種しても、効果が出る前に罹患する可能性があります。

だからこそ、早め早めの接種が重要です。

●ワクチンを打ったらインフルになるか？

「インフルエンザワクチンを打ったことが原因で、インフルエンザになるのか？」

そういう質問もよく受けます。

これは、**明確に「NO」**です。

日本で流通しているインフルエンザワクチンは**「不活化ワクチン」**という製剤で、合成過程でウイルスがインフルエンザの症状を出さないよう処理されています。

インフルエンザワクチンは、多くの医療機関で接種可能です。価格は医療機関によって異なりますが、平均すると3000～5000円程度でしょう。42ページでお伝えした「風邪の経済損失」の観点からすれば、ワクチンは安いものです。

インフルエンザに限らず、**予防は、治療より安く済む**ことが多いのです。

8 要注意！　こんな症状は風邪じゃない

――「風邪以外の病気」の見分け方

「風邪は万病のもと」は、事実です。

風邪をきっかけにして、別の病気を併発することがあるのです。

鼻・せき・のどの痛みの多くは風邪の症状ですが、たとえば**肺炎、気管支炎、咳喘息**など、重篤な症状を伴う病気の初期症状だったり、それらを併発する場合があります。

自然に快方に向かわない場合や、明らかに風邪と異なる症状が出ている場合は、即刻、医師の診断を受けなければなりません。

風邪をひくと、人間の身体はウイルスとの消耗戦を強いられます。

発汗し、食欲も落ちるため、水分や栄養源、エネルギー源の補給もままならず、身体に蓄えている資源を削りながらウイルスと戦います。

また、肝臓や腎臓は、薬を分解したり、体外に排出する臓器です。

大量の薬を飲めば、肝臓や腎臓にも負担がかかります。

そのように身体が弱った状態ですから、新たな病気の温床になりやすいのです。

それなのに、無理に仕事に復帰したり、出張を詰め込んだり、飲み会に参加したりすると、弱った身体のリカバリーを遅くさせます。

●即刻、医者にかかるべき3条件

風邪以外の病気の可能性が高く今すぐ医者にかかるべき症状の目安は、次の3つです。

① 症状が2週間以上続いている

前述の通り、風邪は一般的に7〜10日で治ります。

もし、2週間以上続いている場合は、慢性疾患に移行している、または別の病気の初期症状である可能性があります。

「2週間以上風邪が治らず、○○の症状が続いている」ということを伝えた上で、医師の診断を仰いでください。たとえば、他の症状が治まったのに、せきがずっと続いている場合は、**咳喘息、肺炎、結核**など別の病気に罹っている可能性があります。

とくに「長引くせき」は、数多くの病気の症状の1つです。

② いつもの風邪と異なる症状がある

37ページで、「風邪をひくパターン」の話をしました。

いつものパターンと違う症状があれば、別の病気である可能性があると判断できます。

私の場合は、毎回、のどの奥の違和感→寒気→熱が出るというパターンです。

同じのどの痛みでも、急激にのどが痛くなり呼吸が苦しくなってきた場合は、風邪ではなく**急性喉頭蓋炎**などの可能性があります。

せきやのどの違和感が、**逆流性食道炎**だった、ということもあり得ます。

③ 症状が我慢できないくらい悪化している

たとえば高熱が出てフラフラになっている。頭が割れそうに痛い。声が出ない。

そうした尋常でない症状がある場合は、当然、即刻医療機関を受診してください。

とはいえ、判断に迷ってどうすればいいかわからない場合もあるでしょう。

その際は、病院を受診する前に、**「救急ダイヤル」「救急電話相談」**などの名称で各都道府県や市区町村が提供している電話サービスをネット で検索し、利用しましょう。

また、医師がインターネットを通じて医療相談に乗ってくれる有料サービス等に登録しておき、緊急時に問い合わせるのも、一考の価値があります。

第2章

「超初期症状《このタイミング》」で対処すれば風邪はひかない

9 風邪を悪化させる人・させない人

——「ひく前」にリカバーする方法がある

第2章では、風邪をひく前にできる予防策を紹介していきます。

ウイルスという肉眼で見えない敵と戦わなくてはいけないために、どうしても「何となくの経験則」で風邪に対処しがちです。

しかし、風邪は、**ある程度の知識があれば、ロジカルかつ戦略的に対処できる**リスクです。

一般的に、風邪対策は次の3つに集約されます。

①　ウイルスに近づかない
②　ウイルスの感染経路を遮断する
③　身体の抵抗力を高める

ウィルスが身近になければ、風邪はひきません。

ウイルスを身体に入れなければ、風邪はひきません。

ウイルスを吸い込んだとしても、身体の抵抗力が高ければ風邪はひきません。

風邪から身を守るためには、この3つの要素の組み合わせで考える必要があります。

ただし、③の「身体の抵抗力」に関しては、医学的なエビデンスが揃っていない要素を多く含むことと、個人差も大きいため、本書では①と②を中心に具体策をお伝えしていきます。

実は**「鼻・のど・せき」などの明らかな風邪の症状が出たら、「手遅れ」**です。

すでに風邪をひいてしまった状態ですから、対症療法で症状を和らげながら、自然に回復するのを待つしかありません。

●あなたの身体が発する「シグナル」に気づけ!

あなたの身体は、風邪をひく前のもっと早い段階で、「もうすぐ風邪をひきそうだ」というシグナルを、何らかの形で発しています。

このシグナルを、本書では**「超初期症状」**と呼ぶことにします。

超初期症状は、医学的に風邪の症状だと定義されているわけではありません。

多くの人にとっても、「ちょっといつもと違うな」と思うくらいの「違和感」です。

だから、ついそのままやり過ごして、そのまま本格的な風邪をひいてしまうのです。

そもそも、風邪に多様な症状があるのは、ウイルスの種類、かかった人の身体の状態によって、症状に個人差が現れるためです。

超初期症状も、人それぞれ異なるものですから、医者は断定的に教えてくれません。

風邪を水際で食い止めるためには、「自分だけの超初期症状」を敏感にキャッチするしかありません。

そして、即座に対策をとり**「風邪をひきそうでひかない」状態でリカバーするのです。**

●風邪の症状が起こるしくみ

超初期症状のしくみは、風邪にかかった際、体内で起こる現象を知るとわかります。

まず、ウイルスが鼻やのどから体内に入ると、白血球を中心とした免疫システムがウイルスを排除しようとします。白血球の中の**貪食《どんしょく》細胞**が、ウイルスや細菌を飲み込み、酵素で分解していきます。

また、特定の病原体を排除する役割を持つ抗体も、免疫システムとして働きます。

体内で白血球などの免疫システムが働くと、その反応として炎症が起こります。

この**炎症が、身体の部位によって、さまざまな風邪の症状として現れる**のです。

鼻で炎症が起こると鼻水や鼻づまり。

のどで炎症が起こると、のどの痛みや、せき。

全身で起こると発熱、というイメージです。

つまり、風邪の症状とは、身体に侵入してきたウイルスに対して、免疫システムが一生懸命に作動している証拠だと言えるでしょう。

この**免疫システムが作動し始めた動きが、何らかの「違和感」を生み、超初期症状として私たちの身体に現れる**可能性があるのです。

超初期症状は、**「全エネルギーをウイルス対策に注ぎ込ませてくれ」という身体からの訴え**だと思ってください。

あなたが、「この案件に全精力を注ぎこみたい」と思っているところに、上司から「これもよろしく」と別の仕事を振られたら、非常にストレスを感じるでしょう。

風邪っぽいのに仕事をセーブしなかったり、無理をして飲み会に参加する人は、自分の身体に対して、そんな上司と同じような負担をかけているのです。

超初期症状の可能性がある「違和感」の例

- 食べ物の味が変わる
- いつもより集中力が続かない
- のどに膜が張ったような感覚がある
- エアコンの温度を変えていないのに寒く感じる
- まばたきの量が増える
- ランチでフライやラーメンを避けたくなる
- 唇がやたら荒れて、つい舐めてしまう
- 二日酔いが治りにくくなる
- 朝の目覚めが悪くなる
- 本が長時間読めなくなる

など

●こんな「違和感」に気をつけろ!

具体的な超初期症状は、人によって千差万別です。

たとえば、「食べ物の味が変わる」という人がいます。「集中力がいつもより続かなくなる」という人もいます。「まばたきの量が増える」「唇がやたらと乾き、つい舐めてしまう」などもあります。

私の同僚は、「本が長時間読めなくなる」と言っていました。

繰り返しますが、超初期症状は医学的根拠があるわけではありません。

あなたが風邪をひく直前の違和感は、あなたにしかわかりません。

だからこそぜひ、次に風邪をひいてしまったときに、「最初の違和感」を振り返ってみてください。

10 超初期症状を発見する「風邪ログ」
――あなたの「風邪のひき方のパターン」の見つけ方

あるビジネスパーソンに、こんな相談を受けたことがあります。

「私、ほんとによく風邪をひくんです。しかも、毎回同じパターンなんです」

「同じパターンって、どんなパターンですか？」

「鼻水が出てから、のどが痛くなって、熱が出ます」

「では、風邪をひく前にしていたことって、どんなことですか？」

「……え？　いや、それは考えたことなかったです」

●ほとんどの人が「風邪をひく前の行動」を振り返らない

よく風邪をひく人は、自分の「症状のパターン」は覚えています。

でも、**「風邪をひく前にどんな行動をしたか」**を認識している人は、ほぼいません。

風邪は、常に生活習慣の延長線上にあります。

睡眠不足が続き、疲れが溜まっているとき。残業が増え、食事を抜きがちになっているとき。出張で、気温差の激しい地域に行ったとき。薄着でうたた寝したとき。せきをしている人と一緒に長時間会議したとき。連日の接待で飲酒量が増え、胃腸が弱ったとき。

振り返ってみれば、誰にでも「そういえば、こんなときに風邪をひきやすいかも」という、風邪の**「前行程のパターン」**があるはずです。

その前行程の最初のほうに、超初期症状が潜んでいる可能性が高いのです。

●ベッドの中で超初期症状を特定せよ！

そこで私は、**風邪をひく直前1週間を見える化する「風邪ログ」**を活用しています。

風邪をひかなくなるための最初のステップは、「風邪をひいたときの最初の違和感は何だったか？」と問いかけて、超初期症状を認識することです。

方法は簡単で、次の3つの観点で1週間を振り返るだけです。

① どこで、何をしたか？
② どんなリスクがあったか？
③ どんな症状があったか？

風邪をひいてベッドの中で寝ている時間を使ってできるでしょう。

次ページの図は、私が数年前に風邪をひいて寝込んでいたとき、スマートフォンのメモ機能を使って記録した風邪ログです。もっと簡略化してもOKです。

ここから、私は次のように分析しました。

- 11日の青森出張の間のどこかでウイルスが侵入した
- 12日の「のどに膜が張ったような感覚」が超初期症状だった可能性がある
- 12日の段階で、13日と14日のスケジュールを調整しておくべきだった

これ以降、「のどに膜が張ったような感覚」があると、私は生活を風邪モードに切り替え、本書で紹介する対策を実行しながら、早期回復できるようになりました。

風邪の原因を見える化する「風邪ログ」

	どこで、何をしたか？	どんなリスクがあったか？	どんな症状があったか？
12月11日	・青森に出張 ・新幹線で移動 ・公民館でプレゼン ・居酒屋で飲み会 ・ビジネスホテルで宿泊	・プレゼンの最前列にせき込んでる人がいた ・深酒した ・ホテルの寝室が乾燥していた	特になし
12月12日	・福岡に出張 ・飛行機で移動 ・A社の会議室で2時間会議 ・新幹線で移動	・会議室の換気が悪かった ・睡眠時間がいつもより2時間短かった	・昼、のどに膜が張ったような感覚があった
12月13日	・会社で営業会議 ・昼に喫茶店で打合せ ・勉強会でプレゼン	・喫茶店がタバコ臭かった ・この日も睡眠時間が短かった	・朝、のどがイガイガしてきた ・昼頃からのどの痛みが強くなる
12月14日	・午前営業 ・会社で報告書作成 ・午後、展示会の準備		・引き続きのどの痛み ・熱っぽくなってきた
12月15日	・午前営業 ・夕方展示会出席		・のどの痛みが悪化 ・あきらかな発熱 ・せきが出る
12月16日	休養		完全ダウン

めったに風邪をひかないからこそ、ひいた時の風邪ログは貴重な資料になります。

たとえば、5回風邪をひいた中で、3回の超初期症状が「食べ物の味が変わった」であれば、次に食べ物の味が変わったとき**60%の確率で風邪のひき始めだと判断できます。**

そして、その瞬間からその後のスケジュールの調整などに移行すれば、パフォーマンスの低下を最小限にとどめることができるのです。

11

風邪ウイルスが集まる「危険地帯」

――絶対風邪をひけない人が避けるべき場所とは？

ここから、風邪を引きにくくするための、日常生活上の具体策を紹介していきます。

風邪のウイルスは非常に小さく、決して肉眼でとらえることはできません。

一般的なウイルスの大きさは1～5マイクロメートル（㎛）。インフルエンザウイルスはさらに小さく、100ナノメートル（㎚）ほどです。

肉眼で見えないからこそ、ウイルスが集まりやすい場所を知り、できる限り近づかないことが、風邪予防に直結します。

そして、風邪ウイルスの増殖の最適温度は33～35℃。

24～37℃の環境下で、平均で2時間程度は生存すると言われています。

また、インフルエンザの患者によって放出されるウイルス量は、**1回のせきで約5万個、1回のくしゃみで約10万個**といわれます。

●風邪は「接触感染」と「飛沫感染」でうつる

感染症が人間に感染する経路には、大きく3つあります。
①　接触感染
②　飛沫感染
③　空気感染（飛沫核感染）
風邪の感染経路は、接触感染と飛沫感染がメインです。

接触感染とは、皮膚や粘膜同士の接触、物体の表面を介しての間接的な接触によって病原体が付着し、感染する経路です。

飛沫感染は、病原体を含んだ患者のせきやくしゃみなどで飛散した体液の粒子を吸い込んだりして、他人の粘膜に付着することで感染する経路です。粒子の大きさが直径5㎛より大きく落下速度が速いため、罹患者の近くにいる人が感染しやすくなります。

飛沫感染は、インフルエンザの主要な感染経路と言われます。

空気感染は、飛沫感染と同じく患者のせきやくしゃみなどで感染しますが、5㎛以下の粒子で感染するため、ウイルスの落下速度が遅く、長距離をフワフワと移動します。

はしかや水ぼうそう、結核などが空気感染の代表例です。

●「出っ張っていて、多くの人が触るところ」が危険！

風邪をひいているAさんが、鼻や顔の周りを触ることで、手にウイルスが付着します。

その手でつかんだものには、ウイルスが付着します。

Bさんがそれをつかむことで、Bさんの手にウイルスが付着します。

Bさんが無意識に手で鼻や口の周りをさわり、ウイルスを吸い込んでしまう。

これが、接触感染を起こす一般的な過程です。

風邪の原因ウイルスとして最多の「ライノウイルス」が、手を介して感染することを検証した研究があります。

あらかじめ感染者により汚染させた物体の表面を、健康な若い成人に触ってもらい、その手で自分の鼻などの粘膜に触れさせるという実験です。

その結果、コーヒーカップの取っ手を触った被験者10人のうち、5人が感染。

同様に、汚染されたプラスチックのタイルを触った16人中、9人が感染しました。

両方ともに、**50％という恐るべき感染率**です。

このライノウイルスは、人々がよく触る場所に多く存在する可能性が高いです。

とくに、出っ張っていて、かつ多くの人が触るところは要注意です。

たとえば、**公共施設のドアノブ、役所に設置された共用のペン。**

電車のつり革、会社の電気のスイッチなどもハイリスクです。

階段の手すり、共用のパソコン、給湯室の蛇口、電話、冷蔵庫の扉なども危険です。

ショッピングモールのトイレのウォシュレットのボタンなども、要注意です。

●「顔を触るクセ」があるとリスクが跳ね上がる

人は、無意識のうちに、何度も自分の顔を触っています。

オーストラリアの、ニューサウスウェールズ大学の研究結果を紹介します。

医学生を対象に、講義を受講している間の学生の行動をビデオテープに記録し、顔の粘膜や粘膜以外の部分に手が接触した頻度を集計して、解析した結果です。

この研究によれば、**1時間当たりの顔への接触回数は、平均23回。**

平均接触時間は口が2秒、鼻が1秒、目が1秒でした。

人は、知らず知らずのうちに、想像以上に顔を触っているようです。

ウイルスが付着した**手を顔の粘膜や口の周りに持っていくだけで、接触感染の可能性はグンと上がる**のです。

●せきやくしゃみで飛んだウイルスは空気中で30分生きる

ウイルスは、自分の力で移動することができません。

感染者のくしゃみやせきの飛沫に入りこんだり、モノへの接触を介して移動します。

そして、その場でじっと待機し、人の体内に侵入する機会をうかがっているのです。

いずれ干からびて死にますが、冬の時期に、**せきやくしゃみで飛散したウイルスが、約30分間も空気中に浮遊している**ことを明らかにした研究があります。

湿度が高い環境では水分にウイルスがくっつき、重さで地面に落ちやすくなります。

しかし冬の乾燥した時期は、付着する水分が少なく、ウイルスが漂いやすいのです。

●満員電車・会議室・カラオケは超危険地帯

このほか、風邪をひきやすくなる「危険地帯・危険物」の特徴は次の4つです。

① 人との距離が近い場所
② 閉鎖された空間
③ 緊密な関係の人が、風邪をひいている場合
④ 貸し借りしたモノ

風邪は接触感染と飛沫感染が代表的な経路です。

ですから、その経路を生むような空間は、まずいのです。

とりわけ、**冬の満員電車**は非常にリスクが高い場所です。

混雑していて、隣の人との距離が近く、閉鎖された空間で、つり革などを「貸し借り」していますから、危険地帯・危険物の条件がすべてそろっています。

私は、冬の**満員電車では必ず、手袋をつけてつり革につかまる**ようにしています。

同じ理由で、同僚などと**大人数で行くカラオケ**も、リスクが高い場所です。

風邪っぽい人とのデュエットなどは非常に危険です。

風邪をひきたくないのにカラオケが避けられない場合は、誰も触れていない殺菌済みのマイクで積極的に一番手で歌って、あとはみんなの曲を聴くことに徹しましょう。

また、**乾燥した会議室**で風邪っぴきがせきやくしゃみをすれば、大量のウイルスが空

間に放出され、ウイルスがウジャウジャ浮遊する中で議論することになります。

定期的に窓を開けて換気するようにしましょう。

●子どもが集まりやすい場所も要注意

そのほかにも、子どもがたくさん集まる場所は要注意です。

子どもは風邪をひきやすいだけでなく、何にでも触りたがりますから、ウイルスを媒介してしまう可能性が高いのです。

ショッピングモールの中にあるプレイルームなどは、置いてあるおもちゃを乳幼児が舐めることもありますから、非常にリスクが高い場所だと言えます。

また、**子ども連れの多いファミリーレストランなどの飲食店**も危険です。

絶対に風邪をひけない人は、この項目に挙げた場所はできる限り避けるのが賢明です。

12

ウイルスをシャットアウトするマスクの着け方

——医者が教える正しい着用3原則

冬になると、予防や周囲への配慮のために、マスクを着用する人が激増します。
しかし、マスクの正しい着用法を知っている人は、案外少ないようです。

●市販の使い捨てマスクを1日で使い切る

マスク使用に関して、厳守すべき3つのポイントがあります。

①ワイヤー型のマスクで鼻と頬の隙間をなくす
②こまめに捨てる
③マスクの表面を絶対に触らない

マスクの機能は、フィット感が生命線です。

サイズや形状が合っていなかったり、顔とマスクの間に隙間があると、フィルターを通さずに病原菌が入ってくるため、ウイルスを遮断できなくなります。

街中で、**鼻を出したままマスクを着用している人を見かけますが、論外です。**

ワイヤー型のマスクで鼻や頬との隙間を埋め、必ず顔に密着させてください。

薬局やコンビニエンスストアで、5~7枚くらい入った使い捨てマスクを買って使用する場合、**1セットを1日で使い切る**くらいの頻度で、マスクを交換してください。

密室で会議をしたあと、風邪をひいている人と話したあと。

満員電車に乗って、目的地にたどり着いたあと。

先述した、**感染リスクの高い場所を通過するたびに、取り替えてください。**

もったいないと思うかもしれませんが、風邪をひく損失を考えれば安いものです。

さらに、着用したマスクの取り外し方によっても、感染リスクが左右されます。

マスク表面にウイルスが付着していると、マスクの表面を触りながら取り外したあと、そのまま自分の顔を触ってウイルスを吸入する可能性が高まります。

マスクを取り外すときは、耳ヒモの部分を持つようにしてください。

さらに、手洗いを済ませたあとで、新しいマスクを着用しましょう。

●「ウイルス○%カット」は要注意

コンビニなどで売られているマスクには、規格の公的な基準がありません。

業界団体の中に、「フィルター部分がどれくらいウイルスを通すか」などを示す数値表示や広告についての「自主基準」はあります。

しかし、国民生活センターの調査では、その**広告表示と実際の機能に乖離がある製品が多数指摘されています**。ある調査によれば、最も漏れが少なかった立体型の銘柄でも、平均で40%程度の病原菌の漏れがあったという報告もあります。

また、**マスクの性能と価格は比例しない**ことを示した研究もあります。

マスクは、「何を選ぶか」よりも、「どう使うか」が重要なのです。

なお、医療従事者の間では、**「N95マスク」**というマスクが使われています。

これは、米国国立労働安全衛生研究所の認定を受けたマスクで、0.3ナノメートル以上の微粒子を95%以上カットする効果があります。

少々息苦しいのと見た目がものものしいため、日常的に使用するには適さないマスクですが、絶対に風邪をひけない人にとっては魅力的です。

13 ウイルスを寄せ付けない「うがい」の3原則

——いつ、どんなやり方が効果的なのか？

無意識に口や鼻を触ったり、空気中に浮遊するウイルスを知らないうちに吸い込んだりして、私たちの「のど」は、常にウイルスの脅威にさらされています。

のどを保湿しウイルス感染を防ぐには、何よりもまず、うがいを習慣化することです。

定期的にうがいをしてウイルスを洗い出し、常にのどを潤しておくことが、風邪予防に直結します。

トイレで用を足して手洗いを済ませたら、うがいをすることをセットにしましょう。

理想的には、2時間ごとなど、「ピットイン」するつもりで定期的にうがいします。

●「うがい薬」に風邪の予防効果は望めない

自宅に、市販のうがい薬を常備している人も少なくないでしょう。

結論から言えば、うがい薬に風邪の予防効果は望めません。

健康な成人387人を対象に、水とポビドンヨード（うがい薬）の両方を使って、60日間比較試験したうがいの研究があります。

その実験によれば、1日3回以上の水うがいで、風邪症状が36％減少し、うがい薬との差異は確認できなかった、という結果が出ています。

逆からいえば、**1日3回水でうがいするだけで4割近く風邪予防に効果を発揮できる**のです。うがい薬の使用にこだわらず、外出中でもこまめにうがいをすることが有効です。

●うがいする前に、口をゆすげ！

ウイルスの性質などを考慮すると、理論上、正しいうがいのやり方を導き出せます。

そこで、私が実践しているうがいの方法を紹介します。

①コップに水、もしくはぬるま湯を用意する
②口に水を含み、正面を向いたまま「クチュクチュ」と口の中をすすいで吐き出す
③また口に水を含み、顔を上に向けて、「がー」と声を出す（普通のガラガラうがい）

ポイントは②。うがいをする前に、口をゆすぐことです。

口の中には、食べ物のカスやウイルスがたくさん存在している可能性があります。

満員電車や会議室など、**ウイルスが密集しやすい場所を出たあとにいきなり「ガラガラうがい」をすると、ウイルスをのどの奥に押し込む危険性が否定できない**のです。

ランチ後に歯みがきをする人は、歯みがきを終えたあとにうがいをするようにしましょう。

口の中の汚れやウイルス数を減らしてから、本格的なうがいに移行します。

そして、ガラガラうがいをするときは、必ず声を出してください。

その声が震えたら、のどの入り口である口蓋垂《こうがいすい》の奥へ届いている証拠です。

同じ論理で、満員電車や会議室などの**密閉空間を出た後に飲み物を飲む場合は、うがいをしたあとで飲む**ようにすることもアリでしょう。

14 「唾液」を出し続けると風邪予防になる
――「アメ」より「ガム」がいい理由

「のどを常に保湿する」という意味で、まず意識すべきはうがいの励行ですが、その次に意識しておくとよいことは、当然ながら、「飲み物を飲む」ということです。

オフィスなどでは、**飲み物をデスクに置き、20分おきなど少しずつこまめに飲む**ことで、のどは潤いを保ち、ウイルス感染の可能性を下げることにつながります。

できれば胃腸に負担がかからないよう、身体を内部から温めることができるよう、**温かい飲み物**をおすすめします。

●のどの「保湿」と「殺菌」を両立する方法

のどを潤すためには、飲み物を飲むだけでなく、**唾液を誘発させる**ことも有効です。

唾液には、殺菌成分が含まれています。

唾液は、ウイルスなどの侵入者に対する最初のブロック機能の役割を果たします。

唾液を出すには、飴玉を舐めたり、ガムを噛むのが手っ取り早い方法でしょう。

ただし、飴玉を大量に食べると、糖分過多や虫歯などのリスクが伴います。

その点、ガムは、キシリトール配合のものなど、砂糖不使用や砂糖含有量の低い商品がたくさん市販されています。

味はなくなりますが、**噛んでいる間、唾液を常に出し続けることができる**ということが、のどの保湿効果という点でガムが有効な理由です。

また、「噛む」という行為には、**心身のストレスを解消する効果がある**ことが明らかになっています。

よく噛むことで、**短期記憶の能力が向上する**こともわかっています。

ガムを噛みながら仕事できないという人は、休憩時間に噛むことをおすすめします。

ただし、ガムを噛む場合は20分以上噛むほうがより効果的とのデータもあるので、できれば長めの休憩時間に噛むのがよいでしょう。

15 「手洗い」と「アルコール消毒」の超基本

——「1日11回」で風邪リスクが半減する

手を清潔に保つための「手指衛生」は、感染症予防の基本中の基本です。

先述した「接触感染」の多くは、人の手を介して起こります。

医療機関における感染対策も、手洗い・手指消毒を最も基本的な対策と考え、1つの処置ごとに1回手洗い・手指消毒をする考え方が、大変重視されています。

しかし、一般的には、風邪予防の観点から正しい手洗いの方法を知っている人は、少ないものです。

●ウイルスを撃退する「手洗いテク」

1日に11回以上手洗いをする人は、風邪のリスクを50％以下にできることが、複数の研

正しい手の洗い方9ステップ

1. 手を水でぬらして石けんをつける
2. 手の平を洗う
3. 手の甲を洗う
4. 指と指の間を洗う
5. 指先、爪の間を洗う
6. 親指を手の平でねじるように洗う
7. 手首を洗う
8. 流水ですすぐ
9. ペーパータオルでしっかり拭く

究で示されています。

睡眠時間を除けば、**1時間～1時間半に1回、手を洗う**くらいの頻度です。

手洗いの前提として、爪は常に短く切っておきたいところです。

爪の間には雑菌が入りやすく、かつ洗いにくいため、手洗いの効果が十分に発揮されない可能性があるからです。

ウイルスを寄せ付けない手洗いの方法は、上図の9ステップが基本です。

手順は、**「ひっこしはおやのくび」（平・甲・指・親指・手首）**と覚えておきましょう。

特に、**指先や指の間、親指は洗い残しが起きやすい**ので、意識して洗いましょう。

たとえ潔癖症だと言われても、大切なプレゼン前、受験前や結婚式前など、絶対に風邪をひけないという人は、しつこく手洗いをすることが、風邪予防に直結します。

●濡れた手で「アルコール消毒」してはいけない

医療機関のほか、飲食店や商業施設では、手指消毒用のアルコール製剤が設置されているケースが増えました。

アルコール自体にも、インフルエンザウイルスなどに対する抗菌作用がありますが、アルコールが揮発するときの脱水作用を利用した殺菌効果が期待されています。

ですから、手が濡れたままだと、アルコール濃度が薄まり、殺菌効果が下がります。

しっかり手を乾かしたあとでアルコールを使用し、手を振るなどしてしっかり乾かすようにしてください。

アルコール消毒の仕方は、前ページ図の手洗いの仕方と同じです。

爪の間も忘れずに、まんべんなく手に揉み込みましょう。

16 トイレの「ジェットドライヤー」を使ってはいけない
——「タオルの選び方」で感染リスクが変わる！

クライアント先、よく利用する駅、商業ビルやホテル、空港、コンビニ……。
私は、よく行く範囲内に、「どのようなトイレがあるか？」を把握しています。
「そのトイレにどんなタオルがあるのか？」を知っておくためです。
トイレに設置されたタオルは、通常次の3タイプに分かれます。

① 備え付けの布タオル
② ジェット式の送風タオル
③ 使い捨てペーパータオル

実は、手洗いをした後に「どのタイプのタオルを使用するか」で、風邪予防の効果は大きく左右されます。

① 備え付けの布タオル

個人経営の飲食店などでは、備え付けの布タオルがかかっている場合があります。

いつ洗ったか、誰が使ったかわからないタオルは、ウイルス残存リスクが高いです。

濡れている場合は、ウイルスの生存期間が延びている可能性もあります。

私は、備え付けのタオルは絶対に使用しません。

あまり見なくなりましたが、引っ張って使う「巻き取り式」のタオルもあります。**巻き取り部分の中でウイルスが増殖している**可能性が否定できません。

あなたがポケットに入れて持参しているハンカチも、外気に触れやすくなりますし、一度使って**濡れたハンカチをポケットに戻すとウイルスが増殖する可能性**もありますから、おすすめできません。とくに、他人とのハンカチの貸し借りは避けましょう。

② ジェット式の送風タオル

ファミリーレストランや商業ビルなどのトイレには、手を入れると風が出て乾燥させるしくみの温風ドライヤーが普及しています。

また、強い風で一気に手に残った水分を吹き飛ばす「ジェット式ドライヤー」も、多くの場所で見られるようになりました。

ジェット式ドライヤーは、ペーパータオルに比べて27倍も多く、空気中にウイルスを飛散させたという実証データがあります。

また、アメリカの応用微生物学会の研究で、ジェット式ドライヤーから同じ距離に設置したプレートに付着したウイルスの数を、比較検証した実験があります。

その結果、ジェット式ドライヤーは、一般的な温風ドライヤーの60倍、ペーパータオルの実に1300倍も多くウイルスが付着していたのです。

また、ジェット式ドライヤーによって3メートル離れた場所まで飛散したウイルス量は、温風ドライヤーの500倍でした。

つまり、**ジェット式ドライヤーがあるトイレは、風邪ウイルスがトイレの空間中にまんべんなくばら撒かれている**可能性があると言えます。

●使い捨てペーパータオルが圧倒的に清潔である

これらのことから、私は③の使い捨てペーパータオルを好んで使っています。

実際、トイレで手洗いしたあとは、ドライヤーよりペーパータオルによる乾燥が推奨されることが、乾燥時間、乾燥度、微生物の除去、汚染予防の観点から、多くの研究で示されています。

また、公共トイレなどで、手洗いしたあと手を拭かずにトイレを出る人を見かけます。**濡れたままの手にはウイルスが残っており、乾燥した手に比べて100〜1000倍のウイルスを運ぶ**可能性があると言われています。

そのウイルスは、ペーパータオルで乾燥させることで減少できるのです。

これらのことから、**ペーパータオルが常設されたトイレを把握しておく**と、不要なリスクを抱えずに済むと言えるでしょう。

先ほどの手洗いのやり方と合わせると、次のステップを踏むことが、手洗いの殺菌効果を最大化することにつながります。

i　爪を短く切っておく
ii　「正しい手の洗い方9ステップ」を実行する
iii　ペーパータオルでしっかりと水分を拭き取る
iv　アルコール製剤をまんべんなく手に揉み込み、しっかり乾燥させる

17
「鼻で呼吸する」だけで風邪予防になる
——鼻水の色で対策を判断せよ

鼻は、超高性能の空気清浄機であり、加湿器であり、異物除去装置です。

冗談ではなく、高価な電化製品の清浄機や加湿器を買うより、「鼻の通りをよくしておくこと」にお金を費やしたほうが、風邪予防としての投資効率は高いでしょう。

●鼻が詰まると風邪をひきやすくなる理由

鼻の最も重要な機能は「加温」と「加湿」です。

冷たい外気を鼻で吸入すると、のどに流れていく過程で**温度30℃前後、湿度90％前後にまで加温・加湿されます。**

鼻で呼吸すれば、潤いがあり、温かい空気が、のどの奥から肺へ流れていきます。

もう1つの空気の入り口である「口」には、鼻ほどの加温・加湿機能はありません。

冷たく乾燥した空気を口から吸い込むと、そのまま直接のどの奥に入りやすく、気管を痛める原因になります。

また、鼻から吸い込まれたゴミやほこり、細菌、ウイルスなどの異物は、鼻の粘膜で産生される粘液と、鼻の奥の内側を覆っている綿毛の運動によって絡みとられ、鼻の奥に運ばれていきます。その結果、たんとして体外に排出されます。

鼻水やたんを飲み込んだ場合は、消化管の中で消化液によって分解されますが、異物を体内に取り込むことになりますから、**鼻水やたんは、できる限り飲み込まずに体外に排出**しましょう。

鼻粘膜で生産される分泌液の中には分泌型IgAという物質が多量に含まれていて、細菌などが細胞の表面に付着するのを防ぎます。さらに、異物、冷気、刺激物質などが鼻粘膜を刺激すると、くしゃみ、鼻汁、鼻粘膜腫脹、声門閉鎖などの反射をひき起こし、のどの奥へ異物が侵入するのを防ぐ働きがあるのです。

つまり、**できる限り鼻呼吸を意識し、鼻の保湿機能や異物除去機能を活用することが、風邪予防につながる**のです。

鼻の通りが悪いと口呼吸に偏り、のどが渇きやすくなります。

のどにウイルスが吸着しやすくなり、風邪ウイルスの侵入を許しやすくなるのです。

●鼻水の色に隠された「風邪のサイン」とは？

鼻水の色や形状、粘り具合を確認すると、体調悪化のシグナルを察知できます。

少々汚い話ですが、私は、鼻をかんだあと、ティッシュに付いている鼻水をつぶさに眺めることを習慣にしています。

鼻水は、透明、白、黄色、緑色と色にバリエーションがあります。色だけでなく、サラサラ系からネチョネチョ系、さらには固形状態（いわゆる「鼻くそ」）まで、形状もさまざまです。

私たちの鼻の中では、**毎日1～2リットル**もの鼻水が作られます。

健康なときの鼻水は、水のように透明でさらさらとしていて、鼻に入った細菌やウイルス、ほこりなどの異物を体外へ押し出す役目を担っています。

白い鼻水は、鼻水の中に風邪の原因となるウイルスや、これらと戦った白血球の死骸が混じることによって発生すると言われています。

白っぽい鼻水（一部、透明な鼻水も）は、風邪のひき始めに出ることが多いですから、仕事をセーブして早めに回復モードに切り替えるサインだと言えるでしょう。

「黄色っぽい鼻水」は、ウイルス、細菌、白血球の死骸が、白っぽい鼻水よりも増加している状態であることが多くなります。

風邪をひくと、白っぽい鼻水から黄色っぽい鼻水へ変化していくことがあるでしょう。**黄色い鼻水は、免疫が機能し、ウイルスと戦っているサイン**と言えます。

ここで油断して無理すると、風邪をこじらせて肺炎や気管支炎などの他の病気のきっかけになることがあります。

また、透明な鼻水は、風邪だけでなく、アレルギー性鼻炎の可能性も高いでしょう。アレルギー性鼻炎にかかると、鼻の粘膜がアレルギーの物質に反応して鼻水を大量に出します。スギなどの花粉、ハウスダスト、ペットのフケなど原因はさまざまですが、細菌やウイルスではないため、鼻水に色が付いたり粘度が増すことは少ないのです。

また、病原体が鼻の奥の「副鼻腔」という空洞に入って炎症を起こすと、**副鼻腔炎（蓄膿症）が発症し、膿《うみ》の混じった黄色〜緑色の鼻水が出ることがあります。**

ドロッとした粘性の強い鼻水が出るのが特徴です。

鼻に不調を抱えていると、仕事のパフォーマンスを下げます。

風邪をひくと鼻の通りが悪くなる人や、黄色、緑色っぽい鼻水で悩んでいる方は、ぜひ一度耳鼻咽喉科を受診し、鼻の奥を診てもらってください。

18

「鼻くそほじり」はリスクが高い

――「自滅」しないために意識すべきこと

誰しも、人の見えないところで、こっそり「鼻くそ」を掃除しているでしょう。

この「鼻くそほじり」は、理論的に、風邪のリスク要因になりえます。

ここまで繰り返してきたように、誰かと接したり、何かを触ったり、外に行ったりすると、原則、ウイルスは自分の身体のどこかに付着しているものと考えるべきです。

さまざまなものに触れる指先には、ウイルスが付着している確率は高くなります。

「鼻くそほじり」は、指先のウイルスを鼻の粘膜に刷り込む行為だと言えるのです。

鼻の中には鼻毛が生えています。鼻毛は、生理的な「フィルター」です。

体外からの埃や細菌、ウイルスを絡めとる役割を果たしています。

その結果、異物が鼻水に混じって固形化したものが、いわゆる「鼻くそ」です。

鼻くそ掃除は、そうした**ウイルスなどの異物を鼻の奥へと押し込む**可能性があります。

●伸びた爪で鼻の中をいじってはいけない

爪にある程度の長さがあると、鼻くそを絡め取りやすくなります。

しかし、**伸びた爪で鼻くそ掃除をすると鼻の内側の粘膜を傷つけ、**鼻の中に感染を広げる可能性があります。伸びた爪の間にウイルスや細菌が潜んでいることもあるのです。

もちろん、鼻をほじるなとは言いません。

93ページの方法で**アルコール消毒や手洗いをしてから行なう**ようにしてください。

また、鼻の中に指を入れるのではなく、**鼻をかむことで鼻掃除をする**のも、感染リスクを下げることにつながるでしょう。

●「鼻毛」を切りすぎない

「鼻毛カッター」などを利用して鼻毛を切ることは、身だしなみには大切なことです。

しかし、先述の鼻の「フィルター機能」を低下させるおそれもあります。

外から見えない程度にとどめ、鼻の奥の毛まで切りすぎないほうがいいでしょう。

19

新幹線と飛行機は「一番後ろの席」を選べ

——飛行機で「5人に1人」が風邪をひく？

私は、新幹線や飛行機で、後ろの席の人がせきをしていると、自分の髪の毛や肩に飛沫が飛んでこないかとハラハラしてしまいます。

せきやくしゃみをすると、ウイルスの飛沫は前方に飛びます。

風邪をひいた人がせきをすると、**つばやしぶきは1～2メートル前方まで飛散**します。目の前にいる人がせきをすれば、明らかに自分の顔にウイルスが届く距離です。ウイルスは閉鎖された室内を浮遊していますから、それを吸い込む恐れがあります。

●飛行機は日常生活の「113倍」風邪をひきやすい

新幹線や飛行機は、不特定多数の乗客がいて、乾燥していて、気密性も高い空間です。

小さい子どもなど、自分の意思でせきを止めようと思っても難しい人もいます。

実際に、2時間半の飛行機旅行をした人1100人を調査した研究では、被験者のうち、なんと20%が風邪をひいたと回答しています。

感染リスクを日常生活と比較した場合、飛行機は実に113倍もリスクが高いのです。

私は、新幹線や飛行機に乗る際は、**人が少ないエリアの「最後列」**を選びます。

理論上、機内や車内でウイルスが直接飛んでくる確率がもっとも低い場所だからです。

機内や車内では換気をしていると思いますし、「やりすぎではないか」と言われることもありますが、どうしても風邪をひきたくない時期は、徹底的に予防につとめます。

厚生労働省が提唱している感染予防策の1つに、**「咳エチケット」**があります。

手で口を覆ったとしても、ウイルスの飛散を完全に防ぐことはできません。

むしろ、**覆った手でほかの何かに触れることで、ウイルスを拡散する**リスクがあります。

口をおさえずにせきやくしゃみをすると、ウイルスが2〜4mほど飛ぶことが、複数の研究で示されているのです。

また、**せきによる飛沫は、45分間ほど空中に残存する**とも言われます。

せきやくしゃみをする際は、**マスク、ハンカチやティッシュ、上着のヒジの裏側**などで、しぶきが飛ぶのを抑えるようにしましょう。

20

出張先のホテルでは「湿度」を上げよ

——ウイルスが部屋を漂いにくくするテクニック

地方出張や海外出張から戻ってきた後に風邪をひく人は多いでしょう。
出張で風邪をひきやすくなるのには、４つの理由があります。

①疲れを溜めやすい
遠距離の街から街への移動は、体力を消耗します。
慣れない場所で睡眠も浅くなったり、ゆっくり食事ができないこともあるでしょう。
疲れによる体力や気力の低下で、風邪をひきやすくなるのです。

②密閉した交通手段で移動する
ウイルスの巣窟になる可能性が高い密室空間に、不特定多数の人と一定時間をともにします。当然、ウイルスにさらされるリスクが増大し、感染リスクが高まります。

③地域による寒暖差が大きい場合がある

寒暖差の大きい場所を短期間で移動すると、体温調節がうまく機能せず風邪をひくことがあります。

出張先が思った以上に寒くて、持ち合わせの服装では肌寒く感じるような場合も、リスクは高くなります。

④ホテルや旅館が乾燥している

ホテルは防音・防湿を目的に気密性の高い構造になっており、乾燥しやすい環境です。翌朝起きたらのどがカラカラだった、という経験をした人も多いでしょう。

ホテルは、風邪ウイルスの恰好な生存条件が整っています。

①〜③はコントロールしにくいため、マスクや防寒で対処するしかありません。
しかし、④の宿泊施設の環境については、工夫する余地があります。

ホテルなどで宿泊する場合の風邪対策のカギは、「加湿」です。

湿度が40％以下になると、ウイルスを取り囲んでいる水分が蒸発して軽くなり、ウイルスが空気中を漂いやすくなります。

浮遊するウイルスがコップや衣類に付着したり、それを手で触って鼻や口に持って行きやすくなるのです。

ウイルスを浮遊させず、早く死滅させるために、室内を意識的に加湿することが風邪対策につながります。

●室内の湿度を上げる3つの方法

湿度を上げるためには、次の3つの方法が考えられます。

・加湿器や電気ポットを活用する

最近は、ビジネスホテルでも加湿器を設置しているところが増えました。

部屋に常備されていなくても、フロントに問い合わせて無料で貸してもらえるところもありますから、積極的に活用しましょう。

加湿器がない場合は、電気ポットで湯を沸かすだけでも、湿度は上がります。

・バスタブにお湯を張ってドアを開けておく

次善の策は、シャワーだけで済ませる場合でも、バスタブに湯を貯めておくことです。
できれば**熱めの湯を貯めて、風呂のドアを開けておく**のです。
ただし、ホテルによってはこれを禁止している場合もあるので、注意してください。

・枕元に「ぬれタオル」をかけておく

部屋が広かったり風呂からベッドまでの距離が遠いと、蒸気が充満しにくくなります。
そういうときは、バスタオルやフェイスタオルを濡らしてハンガーなどにかけ、ベッドの近くにおくだけでも効果的です。

これらの方法で、完ぺきにウイルスをシャットアウトできるわけではありません。
でも、どうしても風邪をひきたくない場合は、できることをやり尽くしましょう。

第3章

「ひいてしまった……」

正しい医者のかかり方と「あの治し方」のウソ

21

「この本の著者」が風邪をひいたら何をするか？

――「ひき始め」「いちばん辛いとき」「治りかけ」でやっていること

ここからは、避けられず風邪をひいてしまった「ひき始め」の対処法に移ります。
まず、私自身が、風邪をひいてから治るまでにやっていることを紹介します。
ここでは、風邪をひいたあとの段階を、前期・中期・後期の3つに分けて考えます。
これは医学的な定義に基づくものではなく、私の感覚的な分類です。
前期はいわゆる「ひき始め」。中期は「症状のピーク」。後期は「治りかけ」です。

●私の方法①「ひき始めの対策」

ひき始めは、悪化して長引かせないために、もっとも注力すべき時期です。
私の場合は75ページに書いた超初期症状としての「のどに膜が張ったような感覚」が

さらに悪化し、のどの奥がイガイガした痛みに変わってきたときです。

超初期症状が、一般的な風邪の初期症状に悪化してしまった形です。

そうなると私は即刻2日先までスケジュールを確認し、**できる限り内勤に変更**します。

それと同時に、漢方薬の服用を始めます（漢方薬の紹介は160ページ参照）。

また、**重ね着したり、室内でもセーターを着る**など、あたたかい服装にします。

マスクを着用して、のどの加湿にもつとめます。

さらに**水分を意識して多めにとり**、早めに帰宅し、**いつもより長く寝ます。**

生活を「風邪モード」にスイッチし、徹底的に早期回復につとめるのです。

そして、「のどの違和感」から悪化することなく、通常の体調に回復してきたら、少しずつスケジュールを戻していきます。

●私の方法② 「いちばん辛いときの対策」

のどの痛みだけでおさまらず、鼻水やせき、発熱など次の症状が出てきたら、本格的に回復モードにチェンジします。

まず意識するのは、徹底的に寝ることです。

厳密にいうと、**スキあらば身体を横たえる**ようにします。

立ったり座っているだけで体力を消耗するため、「省エネ」を意識するのです。

夜は、枕元に「着替え・スポーツドリンク・タオル」を準備して床に入ります。

熱が高くなって汗が出たら、タオルで拭いて、間髪入れず着替え、水分補給します。

吸収されやすく栄養分も豊富なスポーツドリンクを、常温で飲みます。

そして、ひたすら眠り続けます。食事は、水分多めで**胃腸に負担をかけないゼリーやプリン、うどんやおかゆ**などを食べます。

どうしても仕事する必要がある場合、メールは打たず、布団の中から電話で対応します。電話では**大きい声を出さず、できる限り短い時間で終わらせます。**

この時期の最優先事項は、**「治すこと」ではなく「悪化させないこと」**です。

人間の自然治癒力を最大限に活用できる環境を整えることに、頭を切り替えます。

●私の方法③「治りかけの対策」

症状のピークを過ぎると、熱は下がり、のどや頭などの痛みも和らいできます。

すぐに全開で仕事に復帰したくなる気持ちを抑えて、「ひき始め」と同じような生活を続けます。

病み上がりの身体は、修復過程で大忙しで、まだ体力が回復しきっていません。

少しラクになったからといって、急にバリバリ仕事をしたり、遊びに行ったりすると、**別の風邪ウイルスに感染したり、風邪以外の病原体に感染する可能性**もあります。

また、とくに意識しているのは、家族や同僚など、自分以外の人に風邪をうつさないことです。

自分自身から常にウイルスが出ているイメージを持ち、マスクの着用や頻繁な手洗いはもちろん、**必要以上に人と近づかない**ようにします。

その後、ひき始めから1週間くらい経ったころ、ようやく全開モードに戻します。


さて、以上が、私がやっている個人的な方法です。

ここからは、医学的根拠に基づいた具体策をお伝えしていきます。

みなさんにも、それぞれの「治し方」があると思います。

自分の方法を見直したり、新たに取り入れたりして、ぜひ参考にしてください。

まずは、「正しい病院の使い方」から、お伝えしていきます。

22 医者が風邪をひいても病院に行きたがらない理由

——「病院感染」対策の5原則

医者が風邪をひいた時、どう治しているのかと聞かれることがあります。
実は、風邪をひいても病院に行きたがらない医者は少なくありません。
それには、3つの理由があります。

・病院で、別の病気をうつされるリスクが高いから
・風邪は自然治癒することを理解しているから
・余分な体力を消耗したくないから

●冬の病院は「ウイルスの巣窟」

病院内のすべての場所のあらゆるものに、ウイルスが付着していると考えることが基本姿勢です。

とくに、風邪のハイシーズンとなる冬の病院は、待合室も満杯です。

多くの患者がゴホゴホとせきをしている状況でしょう。

乾燥して締め切られた待合室は、ウイルスで埋め尽くされている可能性があります。

もしウイルスに真っ赤な色がついていて、それを肉眼で見ることができたとしたら、そこら中に赤い粒がウヨウヨと浮遊している。そんな状況をイメージしてください。

風邪を治したくて病院に行くのに、他の病気をうつされる可能性が高いのです。

もちろん、だからといって我慢する必要はありません。

どうしても病院に行かなければならない場合、医者が意識している、風邪シーズンでの病院の使い方のポイントは、次の5つです。

①滞在時間を極力短くする

まずは、物理的にウイルスや細菌へさらされる時間をできる限り短くしましょう。

便利なシステムを活用すれば、次のような対策がとれます。

- 予約システムがある場合は、できるだけ予約する
- 会計システムがある場合は、病院内で待たずに外に出て待つ
- 院外対応の処方せんをもらい、病院外の調剤薬局で薬をもらう

②マスクは必須

マスクは、ウイルスが多い場所ほど着用する意味があります。84ページで紹介した正しい着用法を実践し、必ずマスクをつけて行きましょう。

③病院内のものにはできるだけ手で触れない

特に、多くの人が触る次の場所には、ウイルスが付着している可能性は高いでしょう。

- 待合室に置かれている雑誌
- 子ども用のおもちゃ
- 椅子やソファ
- トイレや診察室のドアノブ
- 洗面所の蛇口やトイレなどのボタン

④「1タッチ1消毒」を徹底する

とはいえ、何にも触れずに病院内で過ごすことはできません。

だからこそ、③のようなものに触れたら即消毒、と強く意識してください。

ほとんどの医療機関内には、アルコール消毒剤が設置されています。

すべての病原体をアルコール消毒で撃退できるわけではありませんが、風邪ウイルスには効果的な場合が多いので、94ページの方法で、ぜひ積極的に活用してください。

⑤帰ったらすぐに手洗い・うがい

診察後に帰宅したり職場に戻ったら、必ず手洗いとうがいをしてください。

物理的に、できる限り早く、病原体の数を減らすことを意識してください。

これらの点を踏まえると、たとえば、**病院内で本を読むなら、持参したものを読む。**

診察終了後の待ち時間を利用して、病院内のトイレで手洗い・うがいする。

調剤薬局での待ち時間も、トイレで手洗い・うがいする。

病院から**帰ったらすぐに着替えて洗濯機の中に入れ、そのまま手洗い・うがいする。**

そういうこまめな行動が有効です。

23 より速く、より的確な治療を促す「症状メモ」
——ベッドで寝ながらスマホで10分の方法

39ページで、「超初期症状は、身体からのヘルプサインです」と書きました。

言い方を変えると、超初期症状は、身体からのクレームだとも言えます。

ビジネスにおいてクレームが起きたときは、現場の情報と進行状況を元に、クレームが起きた理由と、クレームが起きるまでのアクション対応を検討することが、効率的かつ的確な対処につながります。

医師や看護師は、身体からのクレーム処理のエキスパートです。

的確かつタイムリーな情報を伝えることが、早期治療につながります。

病院に行くと、最初に「問診」というステップがあります。

「診」の字が含まれているように、症状や経過を問うことは立派な診療の一部なのです。

病院の滞在時間を極力減らすために、医者がより的確に診療するために、左のような

医者が正しく診断できるようになる「症状メモ」の例

自分の過去の病歴	・○歳で手術をした ・○歳で高血圧になった　など
家族の過去の病歴	・母親が糖尿病 ・父親が小脳梗塞になった　など
今、飲んでいる薬	・高血圧の薬 ・アレルギーの薬 ・市販薬の○○を3日前から服用中　など
いつから、どんな症状があるか？	
せき	○日前から 「コンコン」か「ゴホゴホ」かなど、症状の程度と変化を伝える
鼻水・鼻づまり	○日前から 止まらないくらいひどいか、たまに鼻をすする程度かなどを伝える
のどの痛み	○日前から 「イガイガ」か、唾を飲み込むと痛いかなど、痛みの程度を伝える
熱	○日前から 家で測っている場合はその体温も伝える
倦怠感（だるさ）	○日前から ちょっとだるいくらいか、立ち上がるのも辛いかなど、程度を伝える
頭痛	○日前から 少し痛むくらいか、動けないくらい痛いかなど、痛みの程度を伝える
腹痛	○日前から 「シクシク」か「キリキリ」かなど、痛みの程度を伝える
その他の症状（関節痛、吐き気、悪寒、食欲など）	○日前から、どんな症状があるか、を伝える
そのほか不安なこと・医者に伝えておきたいこと	
例： ・粉薬を飲むと気持ち悪くなる ・絶対に休めない出張があるから、現実的な対策を知りたい　など	

オリジナルのメモを自分で作成して、医者に渡すことをおすすめします。

とくに、風邪やインフルエンザが流行する時期は外来が混雑しますから、医者も、じっくり問診を進められないことも少なくありません。

だから、患者が正確な情報をまとめておいてくれると、医者にとっては非常にありがたく、的確な治療につなげることができるのです。

このメモは、しんどい身体を起こして机に向かう必要はありません。ベッドで寝ながら、スマホのメモ機能で十分です。

●今日までの「症状の変化」を伝えよ！

医師が重視しているのは、**過去から今に至る「時系列の情報」**です。

時系列の情報は、みなさんが思っている以上に、医師の診断に役立ちます。

「鼻水が止まらない」「熱がある」「せきが出る」などは「今」の情報であり、瞬間的な症状を描いた「静止画」のようなものです。

医者はその「静止画」から、これまでの経緯を問診で聞き出しながら、頭の中で患者の症状の変化を「過去から今に至る動画」に変換しようとします。

そして、**これまでの時系列の情報を元に、近未来を予想し、診断する**のです。

今の症状を伝えるだけだと、**診断の確度を医者のコミュニケーション力に委ねる**ことになります。

病気の治療は、患者と医療職の二人三脚です。

スムーズで的確な診断を促すために、積極的に医者に情報提供してあげてください。

症状メモのほかにも、**痛みや症状の変化を、自分の中で10段階評価**するのも、医者に伝わりやすくする工夫の1つです。

「のどの痛みが、昨日は3くらいだったのが、今日は8くらいになっているんです」

変化率を伝えたいのですから、数値を活用すると有効なのです。

●「様子をみてください」と言われたときの切り返し方

医者が診察の現場で「ちょっと様子をみましょう」と言うことがあります。

これは医療用語で**「経過観察」**と言います。

経過を注意深く見て、変化があればすぐに対処するという医者の姿勢を示す言葉です。

前述したように、風邪に似た症状が、別の病気の初期症状である場合もあります。

そのようなリスクを踏まえて「様子を見る」のです。

この「様子を見る」とは医者からすると便利な言葉ですが、患者は一刻も早く治したいわけですから、「そんな悠長なことは言っていられない！」と思う人もいるでしょう。

そういうときは、次のように聞きましょう。

「これから、どのように症状が変化する可能性があるのですか？」

「どんな症状が出たら、再受診するべきですか？」

「どんなせきが出たら、風邪以外の可能性がありますか？」

そうやって具体的に突っ込んでコミュニケーションをとるのです。

●医者への聞き方「良い例」と「悪い例」

あくまで一般論ですが、企業人として働いた経験のある医者はほとんどいません。

休みたくても休めない。代わりがいないから踏ん張らなければならない。休むと評価に響く。数時間でいいからいつも通りのパフォーマンスを発揮したい。

そうした**ビジネスパーソンの忙しさや組織内のしがらみなどの事情に配慮して、親身なアドバイスをくれる医者は少数派です。**

現実的な対策を踏まえた診断を求める場合は、それも含めて伝える必要があります。

たとえばあなたが、どうしても外せない出張を明日に控えているのに、体調を崩してしまったとしましょう。

「明日出張なんですよね……」と言うだけでは、「そうですか。できるだけ安静にしましょう」と言われてしまう可能性が高いでしょう。

そうではなく、具体的な場面を医者が想像できるように質問するのです。

「明日はどうしても外せない出張があって、できるだけ悪化させたくないんです。新幹線や宿泊先、食事で心がけることはありますか？」

そう聞けば、たとえば、次のような具体策を聞き出せる可能性は高まります。

「そうですね。胃や腸に負担をかけないように、うどんなどを食べて、新幹線では必ずマスクをつけて、シートを倒してできる限り身体を横たえる時間を増やしたほうがいいでしょう。宿泊先では部屋の加湿を意識して、身体を冷やさないように、汗をかいたらこまめに着替えましょう。ただ、症状が悪化するリスクを伴いますから、くれぐれも無理はしないでください」

忙しい中で仕事を中断して病院に行くとき、あなたには切実な理由があるはずです。

明日はどうしても出張に行かねばならない。

午後からどうしても長時間の会議に出なければならない。

明日までにどうしてもプレゼン資料を仕上げなければならない。

そういう抜き差しならない個別の事情は、医者の頭にはありません。

医者は基本的に、「じっとおとなしく家で寝て安静にしている場合に、どれくらいで回復するか」というシナリオを描こうとします。

だからこそ、あなたの実情に即した踏み込んだ具体策を聞き出さないと、病院に行くリターンを得られません。

●「過去の病気」「家族の病歴」で医者は何を判断する？

「過去の病気」や「家族の病歴」は、医療機関の問診票でも見かけるでしょう。

ここは、「風邪とは関係ないだろう」と思って、詳しく書かない人も多い欄です。

しかし、医者にとっては、次のようなことを判断する貴重な情報になります。

- **遺伝的な病気の可能性がないか？**
- **これから処方する可能性のある薬が、悪影響を及ぼさないか？**

・大病をしたことで、抵抗力や栄養状態が悪くなっている可能性はないか?

より正確かつ安全な治療を促すためには、できる限り伝えるべき情報なのです。
「こんな些細なことは伝えなくてもいいだろう」と自己判断してはいけません。
問診票の質問にきちんと答えることが、あなたのためになるのです。

24 風邪に「抗生物質」は効かない

——「不適切な風邪薬」の恐るべき副作用

風邪薬を服用するときの注意点は、「薬は毒になりうる」ということです。

不要な薬を飲むと、身体にダメージを与えることになります。

風邪薬は、風邪を「根治する」ものではなく、「症状を緩和する」だけです。

適切な時期、適切な内容、適切な量で使って初めて役に立つものです。

●説明なく「抗生物質」を出す医者を信用するな

毒になる可能性が高い薬の代表的な存在が「抗生剤」（抗生物質）です。

抗生剤を風邪の特効薬だと思っている人がいますが、非常に危険な考え方です。

そもそも、**抗生剤は「細菌」を殺す薬であり、「ウイルス」を殺す薬ではありません。**

ウイルスを殺す薬は「抗ウイルス剤」です。

風邪の原因の8割以上はウイルスですから、**ほとんどの風邪に抗生剤は効きません。**

「抗生剤でウイルス性の風邪が早く治った」という確かなデータは、世界中どこを探しても見当たりません。

抗生剤の副作用として代表的なものが、**下痢**です。お腹の中にたくさんいる腸内細菌という良性の細菌が抗生剤によって殺され、それが原因で下痢が起こります。

そのほか、**蕁麻疹《じんましん》**や**肝機能障害**などの副作用もあります。

さらに怖いのが、**耐性菌の出現**です。

抗生剤を使うほど、薬に負けじと細菌が強くなり、抗生剤は効きにくくなります。

抗生剤を飲んだだけ、体内で着実に細菌が強くなっていくのです。

現在、世界中で耐性菌が増えて、抗生剤の効き目が相対的に弱くなっていることが社会問題になっています。

●症状が消えても細菌は生きている

抗生剤が必要なのは、明らかに細菌感染症が疑われるときです。

たとえば、のどが真っ赤になり膿がへばりつく**細菌性の咽頭炎や扁桃炎**は、細菌感染の可能性が高く、抗生剤が必要になります。

また、のどのさらに奥に細菌が入って気管支炎や肺炎を起こした場合など、**風邪から二次的に細菌感染がおこったときに、抗生剤は正しく機能します。**

いずれの場合も、医師が慎重に診察し、適切な検査を行って処方するべきものです。細菌感染症が疑われ、抗生剤が処方された場合は、用法と容量、内服日数を必ず守って飲みきってください。

抗生剤は、指示通り飲み切ったときに初めて細菌を殺し切れることを前提に、処方されます。

「熱が下がったからまあいいか」などと自己判断で服用を中止したり、飲んだり飲まなかったりすると、あくまでイメージですが、仮死状態のゾンビが生き返るようにして、細菌たちが復活する可能性があるのです。

症状が消えても細菌が生きているケースもありますから、「ダメ押し」するようなつもりで、処方された分量を飲みきることを覚えておいてください。

●「抗ヒスタミン薬」を飲んだら運転は避けるべき

抗生剤だけでなく、風邪薬には副作用があります。

たとえば、風邪薬だけでなく、花粉症や鼻炎などのアレルギー治療薬、睡眠改善薬などにも含まれる「抗ヒスタミン薬」は、飲むと眠気が出る場合があります。

また、仕事のパフォーマンスを低下させることも、明らかになっています。

抗ヒスタミン薬を投与された健康な成人が、2時間後に自動車を運転したところ、**眠気を感じていないのに蛇行運転の回数が増加**した、という恐ろしいデータがあります。

「無自覚でパフォーマンスが低下する」という意味で**「インペアード・パフォーマンス」**と呼ばれる現象です。

風邪薬を飲んだとき、眠気はないが何か集中できない、ミスが増える、同じことを繰り返してしまうなどの経験がある人は、このインペアード・パフォーマンスが起きている可能性があります。

機械作業、高度な技術を要する職種に従事する人は、非常に危険です。

風邪薬を飲んだ後で、**電車のホームで「歩きスマホ」**をすると転落の恐れもあります。

しかし、風邪薬の副作用は、医者の診療の場面で詳しく説明されることはなかなかありません。

そこで次項では、「薬剤師」から薬の知識を得る方法をお伝えします。

25

薬局と薬剤師の「使い倒し方」

――全国5万9000軒の薬局活用法

日本全国に薬局はいくつあると思いますか。

答えは約**5万9000軒**です。実に、コンビニエンスストアとほぼ同じ数です。

風邪の予兆を感じた段階で、医療機関ではなく薬局に駆け込む選択は「あり」です。

ビジネスパーソンの男女620人に対するアンケート調査では、風邪をひいたとき、約85％が医者に行かずに自分で薬を購入すると答えています。

しかし、その際に薬剤師に相談して風邪薬を購入する割合は約30％で、自己判断で薬を購入している人が多い傾向があるのです。

感覚的に市販薬を選択すると、無駄な出費につながる可能性が高くなります。

薬局に行くなら、ぜひプロである薬剤師をいい意味で使い倒しましょう。

薬剤師は、症状に沿った適切な薬を教えてくれる薬のプロです。

薬局は病院よりも空いていることが多くスムーズに対応してくれますし、これまで私が接してきた経験から言えば、薬剤師は、医師よりも親切な人が多い印象があります。

●薬局の滞在時間を短縮する3つの方法

ただし、風邪が流行する季節は、病院と同じように風邪感染の危険性があります。

そんなとき、薬局での滞在時間や待ち時間を短くする方法があります。

①病院から薬を受け取りたい薬局へ処方せんをＦＡＸしてもらう
②処方せんのデータをインターネットで薬局へ送付する
③処方せんを薬局に出して、薬はあとで取りに行く

①に関しては、対応してくれる医療機関や薬局が多いので、確認しましょう。
初めて行く薬局には、何時ころ受け取りに行くか電話連絡をしておくと安心です。

その際、初回問診で聞かれる**ジェネリック薬（後発薬）の希望や、現在服用中の薬、薬のアレルギー**などについても伝えておくと、到着した際によりスムーズです。

なお、ジェネリック薬は、基本的に先発薬と同じ効果がありますが、**添加物が異なっ**

ていたり、普段飲んでいる薬と形状が異なる場合があります。

添加物によるアレルギー症状などが心配な方は、「希望しない」と伝えましょう。
②は、処方せんをスマートフォンなどで撮影し、その画像をインターネット上で薬局に送付し、薬の準備ができたら連絡が来るシステムです。
このシステムに対応する薬局は、２０１７年12月時点で全国で約８０００店です。

普及傾向にありますから、ぜひ確認して活用してください。
③は、薬局に二度行く形ですが、滞在時間の短縮には極めて有効です。
自宅が近い場合は、一旦戻って安静にして、少しでも身体を休めましょう。

●「かかりつけ薬局・薬剤師」と「電子お薬手帳」を活用せよ

初めて行く薬局では、初回に問診票を書く必要があり、手間がかかります。

現在、国の政策で「かかりつけ薬剤師」制度が進んでいます。

行きつけの薬局があると、**これまでにどんな薬を飲んだのかなど、個別の視点でより深い相談に乗ってくれます。**

仕事の都合でいつもと同じ薬局に行けない場合もあるでしょう。

「おくすり手帳」や「電子お薬手帳」を携帯していると、薬剤師が既往歴や服用歴・副作用歴などを素早く確認できます。

お薬手帳も「症状メモ」の一種です。

薬剤師にとって、おくすり手帳は、122ページでお話しした医者にとっての「動画」と同じ役割を果たします。「過去の情報だから必要ないだろう」と自己判断しないでください。とくに、**現在飲んでいる薬**の情報は、薬の飲み合わせの良し悪しを判断する上でとても大切です。

●薬のインペアード・パフォーマンスについて確認する

131ページでお伝えしたように、風邪薬を購入する際や処方してもらうとき、**機械作業、高度な技術を要する職種、車や機械を操作する方などは、**無自覚でパフォーマンスが低下する「インペアード・パフォーマンス」について薬剤師や医師に確認するようにしてください。

インペアード・パフォーマンスが出にくい薬も開発されています。

26 「あの治し方」のウソ6選
――都市伝説にダマされない正しい医学知識

①酒で「アルコール消毒」する

先日、酒席で、ある企業の管理職の方と同席しました。
彼は、風邪をひいているのに、無理して飲み会に参加されているようでした。
「身体をアルコール消毒するついでに風邪薬を飲んじゃおう！」
彼はそう言って、市販の風邪薬を一錠、ビールでゴクリと流し込んだのです。
その後も、ハイボール、ワインと多くのお酒を飲んでいました。
これは、**確実に止めるべき行動です。**
「風邪薬と酒の関係」は、忙しいビジネスパーソンからよく質問されます。
アルコールには、中枢神経の抑制作用があり、酩酊状態になり、ぼーっとしてろれつが回らなくなりますが、**風邪薬で中枢作用の抑制作用が増強される**場合があります。

また、普段からアルコールをたくさん飲んでいると、薬が正しく作用しないだけでなく、**副作用が強くなる**場合もあります。

前出の「抗ヒスタミン薬」が代表的で、もともと副作用に眠気や運動機能低下があることに加え、アルコール摂取に伴って眠気・精神運動機能低下などの副作用や、インペアード・パフォーマンスが強く現れる可能性があるのです。

また、多くの薬は肝臓で分解されますが、アルコールも肝臓で分解されます。

風邪薬とアルコールのダブルパンチが、疲れた**肝臓に過度の負担をかけます。**

さらに、アルコールの影響で身体がほてり、暖かくしなければならない状況で薄着になって、体温を奪うような状況を作りかねませんし、アルコールの**利尿作用で脱水傾向も強まる**などの悪影響があります。

なお、コンビニなどでも購入できるいわゆる「栄養ドリンク」を好む人もいると思いますが、アルコールが入っている商品は避けるのが賢明でしょう。

また、栄養ドリンクにはカフェインが入っているものが多く、睡眠を妨げることになりかねません。気になる人は、「カフェインレス」と表記されているものを選ぶとよいでしょう。

②人にうつせば風邪は治る

「課長の風邪うつされちゃいましたよ」

「ごめんごめん！　おかげで俺の風邪はすっかり治ったよ！」

こんな会話は、よく耳にするでしょう。

なんとなく、本当に「人にうつすと風邪は治る」と思いたくなるかもしれません。

他人にうつして、自分の風邪が治ることは絶対にありません。

前述の通り、一般的に風邪の症状のピークから回復までは3日ほどかかります。

ピーク時に誰かと接していれば、3日後以降に自分の風邪が治り、相手が風邪を発症します。これを結果だけ見た時に、「人にうつして治った」と見えただけのことです。

この迷信は、風邪をひいても無理に出社し、感染源をばら撒く人を増やしかねません。

もし、冒頭のような会話を聞くことがあれば、やんわりと否定してあげてください。

③熱い風呂に入れば治る

結論から言いますと、これは「条件付きＯＫ」です。

風邪をひいたときに風呂を「控えるべき」と言われる理由は、「湯冷め問題」に起因すると思われます。

体を急激に冷やす環境は、風邪状態の人にとって最悪です。

風呂が家庭に普及していなかった時代は、銭湯帰りに湯冷めすることがありました。家の風呂でも、脱衣所が寒かったりドライヤーがないと、湯冷めしやすくなります。

入浴自体は、風邪回復に良い効果をもたらすこともあります。

のどや鼻の加湿につながり、鼻づまりにも有効です。

血行を良くし、身体の新陳代謝も促進します。

皮膚を清潔にすることで汗をかきやすくなり、発汗作用もスムーズに機能します。

ただし、次の条件に当てはまる場合は、入浴はＮＧです。

ⅰ体力低下が激しい場合

↓38度以上の高熱、全身倦怠感、嘔吐や下痢で脱水傾向であるときは避けましょう。

ii 熱い風呂や長時間の入浴
↓熱いお湯や長時間の入浴は体力を消耗します。
iii 入浴環境が寒い
↓浴室はミスト、脱衣所はヒーターなどで温めておきましょう。
iv 風呂上がりにダラダラする
↓風呂上がりはすぐに布団へ。髪を乾かす時間を省くため、洗髪は見送るのも賢明です。
なお、**銭湯、岩盤浴、サウナ**などは、先ほどの「湯冷め」する環境を作りやすいですし、何より周囲の方に迷惑をかけることにもなりますから、避けるのが賢明です。

④ビタミンCで予防・回復できる

現時点では、**医学的には、ビタミンCの風邪予防・回復に対する効果はない**と指摘されています。

ビタミンCを多めに摂取しても、健康への影響はほとんどありません。必要以上に摂取しても、尿と一緒に排出されます。

反対に、あまりにも多く摂り過ぎると、下痢や胃腸障害を引き起こすこともあります。

もちろんビタミンCは、コラーゲン生成や傷の治癒、免疫系の強化など、身体にとっては必要ですが、わざわざサプリメントを飲まなくても、食事から十分なビタミンCを摂取できることがほとんどです。

風邪をひいたときだけビタミンCを大量補給するのではなく、日ごろからビタミンCを含めたバランス良い食事を意識することが、一番の風邪予防につながります。

ただし、アスリートなど身体的負荷が高い人にはビタミンCが有益であるという研究があります。**激務が続く肉体労働をされている人**の風邪予防には検討の価値はあります。

⑤うがい薬で風邪は予防できる

うがい薬に風邪の予防効果は期待できません。

健康な成人387人を対象に、水とポビドンヨード（うがい薬）のうがいを60日間比較試験したところ、1日3回以上の水うがいにより、風邪症状が36％減少し、うがい薬との差異は確認できなかったというデータがあります。

逆からいえば、水うがいだけで4割も風邪症状の軽減に効果があるのです。

⑥「空間除菌グッズ」を使う

最近発売されている空間除菌グッズなどは、医学的な根拠に乏しく、**消費者庁からも公式に警告的な措置命令が出されている**ものもあります。

過信しすぎないようにお使いください。

●「厚着」がよいとは限らない

風邪をひいたとき「暖かくしなさいね」と言われたことはないでしょうか。

もちろん、寒気がするような時は暖かくしたほうがよいですが、熱が上がって汗が出てきた段階では、過剰な厚着は避けましょう。

体は発汗することで熱を下げようとしますから、アクリルなどの熱がこもりやすい服を重ね着などせず、**綿素材など通気性の良い服で、こまめに着替える**ことが大切です。

第4章

ぶり返さない・他人にうつさないためにやるべきこと

27

「重力に逆らわない」が回復への最短距離

——身体を回復に集中させるためにできること

ここまでさまざまな風邪対策を紹介してきました。
しかし、人は、いろいろなしがらみから避けられず風邪をひいてしまうものです。
ここからは、「完全に風邪をひいたらどうするか?」ということに話を移します。
正しい治し方を知ることで、風邪という「倒せない敵」への戦闘体制が整います。

●できる限り「身体を横たえる」

いうまでもありませんが、睡眠は風邪からの回復法の基本中の基本です。
寝られるだけ寝ることが、回復への最短距離です。
とはいえ、寝ようと思っても寝られないときもあるでしょう。

そんなときも、寝られないことにストレスを感じる必要はありません。

ベッドで横になっているだけで、回復効果があるからです。

風邪だけでなく、疲れが溜まっているときや体調不良の際は、**「横になる」が鉄則**です。

座位や立位は、それだけで身体への負担が増えます。

座ったり立ったりしていると、身体は姿勢を保つために筋肉が緊張します。

その緊張を維持するために筋肉に血流を送らなければならず、回復に集中させるべきエネルギーを消費します。

私は、産業医として企業のビジネスパーソンと接する機会も多いのですが、風邪をひいているにもかかわらず、無理して動き回ったり、デスクに向かって仕事したりして、さらに風邪を悪化させる人がとても多いのです。

朦朧とした頭で仕事をこなすよりも、完全復活を期したほうが結果的にはパフォーマンスは上がるとわかっているのに、つい机に向かってしまうのです。

風邪ひきの状態は、身体にとっての非常事態です。

財務状況が悪化しているのに、さらなる投資に踏み切れば、経営環境は悪化します。

非常事態に貴重なリソースをほかに割くのは、賢明な戦略ではありません。

横になって体力やエネルギーの温存を図り、風邪対応に身体を集中させるのです。

●1つ仕事をやろうとするだけで回復が遅れる

眠たくならなければ、無理に眠ろうとする必要はありません。

身体を横たえることで血圧の変動は小さくなり、呼吸も整い、筋肉の緊張もとれていきます。安静にしている身体の中では、一生懸命に免疫システムが作動し、風邪ウイルスを排除する働きをしてくれています。

「ちょっとだけ仕事を」と一度思い始めると「あれも、これも」と、**脳が仕事モードに移行し始め、それに伴って身体が緊張し、回復を遅らせます。**

普段の生活では、副交感神経が優位になるとリンパ球が活性化し、身体の抵抗力がより強まるとされています。常にピリピリと**緊張しているより、リラックスすることを心がけたほうがよい**でしょう。

横になっているのが退屈なら、好きな音楽を聴いても良し、本を読んでも良し。

時間が経って目や耳が疲れたら、自然と眠りに落ちるでしょう。

風邪をできる限り早期に治すことは、今注力すべき最大の仕事です。

きちんと風邪を治してから、フルスロットルで追い付けばいいのです。

28

熟睡できないと風邪をひきやすくなる

――「睡眠不足」と風邪の関係

睡眠そのものの話にも触れておきましょう。

そもそも、**睡眠不足は、風邪の発症リスクを増加させます。**

これは、ギリシャやアメリカなど世界中の研究結果として明らかになっています。

メールやＳＮＳなどが爆発的に普及し、24時間仕事ができる社会になりました。

寝る直前までスマートフォンやパソコンに触れていると、睡眠が浅くなったり断続的になったりして、自分でも気づかないうちに睡眠が不足しがちになります。

また、**人間関係上のストレスを抱えると、風邪の発症リスクを増加させる**こともまた、複数の研究で示されています。ストレスは睡眠によって解消される部分が非常に大きいため、ストレスと睡眠不足と風邪は、密接な関係にあるのです。

●「徹夜」の恐ろしいリスク

とくに「徹夜」は悪影響のオンパレードです。徹夜は昼間の眠気や全身倦怠感、頭重感、不安など身体・精神に悪影響を及ぼします。また、血圧や血糖や中性脂肪の値を上昇させ、高血圧、糖尿病、脂質代謝異常症（高脂血症）などの生活習慣病や、心筋梗塞や脳血管障害のリスクを高めることが明らかにされています。

身体の抵抗力を低下させ、**インフルエンザなどの感染症、がん**の可能性も高まります。

ほかにも、食欲を抑えるレプチンを減少させる一方で、空腹感を感じ食欲を促進するグレリンを増加させるため、**肥満を引き起こす**ことも知られています。

おまけに、記憶力や集中力を低下させます。学生であれば成績を下げることに、社会人であれば仕事上の能率や生産性を下げます。交通事故や産業事故のリスクを上げることにもつながるのです。

徹夜は何としても避けるようスケジュール管理をしましょう。とくに、風邪やインフルエンザが流行るシーズンは、体力低下を防止するとともに、しっかりと眠ることで日々溜まっていくストレスをきっちりとリセットしていきましょう。

29 のどの痛みは「黙れ」のサイン

——炎症からの回復法の基礎知識

プレゼン、電話、会議、同僚との雑談、カラオケ、喫煙……。

私たちは、日常生活を送っているだけで、想像以上にのどを酷使しています。

のどの痛みが強いときは、**「しゃべらない」**が立派な治療になります。

口を開けて話をすると、のどが乾燥し、さらに、風邪ウイルスをばらまきます。

のどが痛いということは、のどに炎症があるということです。

炎症は身体の修復作業が正常に機能し始めた証拠ですから、しゃべることでのどを酷使すると、炎症を助長します。

炎症治療の基本は、Rest（休息）です。

風邪をひいて、のどの痛みが出たら、できる限り**face to faceの会議を入れず、メールやSNSなどのテキストベースのコミュニケーションにシフトチェンジ**してください。

のどの粘膜が弱っているのに口を開ける回数が増えると、乾燥を助長しかねません。

弱っている身体の部位は、病原体の格好の攻撃対象です。

風邪に加え、さらに別の病原体を重複感染させてしまうリスクも否定できません。

●「刺激物で消毒」は最悪

のどが痛みが悪化すると、唾を飲むのも辛くなります。水ですら痛みを増幅する可能性がありますから、刺激物は絶対に避けてください。

特に、アルコールやタバコ、香辛料は絶対にやめましょう。

アルコールは粘膜刺激性があるため、弱っているのどの粘膜に過度な負担をかけます。さらに利尿作用があるため、身体の水分を体外に排出してしまいます。

口当たりがよいなめらかな食べ物を選んで、のどの修復を待ちましょう。

また、愛煙家には、マスクをつけながらタバコを吸う人も少なくありません。喫煙者は慢性的に呼吸器系器官に炎症があるため、せきが長引きやすいと言われます。

実際、**風邪をひいたとき「せきが止まらない」と訴える患者さんは、喫煙者であることが少なくない**のです。のどの痛みを感じ始めたら、タバコを控え、会話をできるだけ減らし、刺激物を避けましょう。

30

「鼻のかみ方とティッシュの捨て方」のルール

——医療従事者の感染防止法のエッセンス

鼻をかんだあとのティッシュには、膨大な風邪ウイルスが含まれています。ウイルスと戦った白血球等の残骸やウイルスのかけらなども含んでいます。「汚い」という感情的な面だけでなく、実際に**感染源の塊のようなもの**なのです。

鼻をかんだティッシュを丸め、ゴミ箱に「シュート」する人がいます。ナイスシュートならまだしも、落ちたり誰かに当たれば、職場でウイルスをばら撒いているようなものです。

机の上に放置すれば、乾燥したウイルスが空気中に飛散するリスクも上がります。**インフルエンザ患者のティッシュの中で、ウイルスが8〜12時間生存**しているという研究すらあるのです。

●フタ付きゴミ箱の奥に押し込め！

鼻をかんだティッシュの理想的な捨て方は、まずフタ付きゴミ箱を選ぶことです。ゴミ箱の表面寄りではなく、隙間を見つけて奥の方に捨てましょう。

フタつきゴミ箱がなければ、**ビニール袋に入れて縛ってから捨てる**のもいいでしょう。とくに子どものいる家庭では、お子さんが遊んでティッシュの入ったゴミ箱を倒してウイルスを飛散させる可能性があります。

ビニール袋は家族内感染を防ぐ意味でも有効です。

そして、捨てたあとは手指衛生をきっちりと行なってください。

医療現場で手指衛生が重視されるのは、**「鼻水や唾液などの体液は感染源である」**という前提があるからです。

●医療従事者の常識「咳エチケット」

医療従事者や飲食業従事者、保育園や幼稚園の職員にとって、ウイルスを撒き散らすことは許されない行為です。

良識ある業界人は、自分のくしゃみやせきにウイルスが含まれているのを前提に、周囲にそのウイルスをばら撒かないよう「咳エチケット」の4行程を徹底しています。

① マスクの着用
② せきやくしゃみをするときは、ハンカチやティッシュで覆う
③ フタ付きゴミ箱へのティッシュ等の破棄
④ 手を洗う

せきを防ぐことが目的ではなく、すべては周囲にウイルスを撒き散らかさないための配慮です。できる限り拡散を防ぎ、最後に手を洗うことで完結します。

何気なくしているせきやくしゃみ、そしてティッシュの捨て方の所作に、その人の周囲への配慮が現れるのです。

31 もし家族が風邪をひいたら

——ウイルスだらけの「家の中」のリスク管理法

ここまで、主に働くビジネスパーソンに向けた風邪対策を紹介してきました。

しかし最大のリスクは、同居する家族やパートナーが風邪をひいたときです。

とくに、受験生がいる家庭などでは、風邪は脅威です。

私にも家族がいます。「家族が風邪をひいたら、うつっても仕方がない」という気持ちもよくわかりますし、私にもその気持ちはあります。

とは言え、一緒に住んでいれば、「今は絶対に風邪をひけない」というときに限って家族が風邪をひく、というタイミングが訪れます。

もし、あなたの子どもやパートナー、身体の弱い親御さんなどが風邪をひいて、あなたにまで感染してしまったら、誰も看病できない危険な状態になります。**家族を愛すればこそ、あなた自身が感染するリスクをできるだけ減らすことが大切**です。

●部屋を分離し、共有物もできる限り分ける

風邪をひいた家族から、ウイルスは絶え間なく排出されています。

寝ている部屋にはびっしりウイルスは漂い、布団にもウイルスは付着しています。

着替えるパジャマにも、汗を拭いたタオルにも、水分補給したコップにもいるのです。

ウイルスは目に見えないからこそ、「そこにいるかも」という意識で行動をコントロールする姿勢が大切です。

まず、風邪をひいた家族は、できるだけ特定の部屋にいてもらうことが大切です。

食事も、着替えも、決まった部屋で済ませ、できるだけウイルスの飛散を防ぐのです。

もちろん、トイレ等の移動は仕方ないですが、「部屋で一人は寂しいからリビングで寝たい」と言われても、勇気を出して断るのが優しさだと思ってください。

そして、風邪をひいた家族が使うものは、できるだけ分離してください。

手を拭くタオル、歯磨きのコップ、食事のお皿や箸も共有せず、ティッシュを捨てるゴミ箱を隔離した部屋に常設してもいいでしょう。

そして、風邪ひきの家族と接点を持ったら、その都度、手洗い・うがい・アルコール

消毒を徹底しましょう。

部屋の出入り、会話、物の受け渡し等の接点で、ウイルスは健康な家族にうつる可能性があるのです。

1週間のスケジュールを組み直す

それでも、家の中のウイルスを完全にシャットアウトすることはできません。

最悪を想定して、万が一自分も感染した場合のことを考えておきましょう。

潜伏期間から計算して、家族が風邪をひいたときから1週間はヘビーなタスクを入れないでおこうと決めて、頭の片隅に入れておくのです。

確率が見込めるリスクには備えるのが、リスクマネジメントの原則です。

「そこまでする必要があるの?」と思う人もいるかもしれません。でも、厳密にすることで風邪を回避できる可能性があるのなら、トライする価値はあると思うのです。

32 取引先が風邪をひいている時の対処法

――相手の感情に配慮した4つの防御策

取引先や上司、たとえ家族であっても、目の前に風邪ひきの方がいると、「うつされたくない」という心理的なストレスがかかります。人として自然な反応です。

取引先やクライアントが風邪をひいている場面に出くわすことは少なくないでしょう。密室での会議、営業同行、プレゼン聴講等、目の前で明らかに風邪をひいているクライアントと接しなければならないこともあります。

しかし、露骨に嫌な顔をすると関係を悪化させるかもしれず、対処に困ります。

相手も風邪を押して出てきてくれているわけです。

その気持ちへの配慮も起こるでしょう。

●相手に配慮した「風邪ひき相手の対応法」4原則

そんなとき、私が気をつけている「風邪ひき相手の対応法」は次の4つです。

①接する時間を短くする

2時間の会議と30分の会議を比較すれば、当然2時間の会議のほうが風邪ウイルスを取り込んでしまうリスクは上がります。密室では、接する時間が長いほど、相手が発する風邪ウイルスへさらされる時間も増えると考えられます。

そんなときは、会議の最初に**「○○さん、体調が悪いようですね。今日の会議は簡潔かつ効率的に終わらせましょう。早めに終えてゆっくり休んでくださいね」**と宣言してから始めましょう。

相手もつらいはずですから、そこに配慮する意志を伝えつつ、自分を守るのです。

②物理的な距離をとる

対面すると、相手のせきやくしゃみがぶち当たり、ウイルスのシャワーを浴びます。

そこで、できるだけ**平行に並ぶか、対角線のポジションを取る**ようにしましょう。

プレゼンの登壇者が風邪をひいている場合は、**できるだけ遠い位置に陣取ったり、空調等の風上に位置する場所に座る**ことも検討に値します。

③物品の貸し借りはしない

風邪をひいた人は、無意識に周囲の物品にウイルスを付着させる可能性があります。ファイルや差し入れなどの物品を手渡しで受け取ると、自分の手指にウイルスが付着する接触感染の危険性があります。

④別れたあとはダッシュでトイレへ

風邪ひきの人と同じ部屋や近い距離である程度の時間を過ごすと、どれだけ意識していてもウイルスが付着することは避け切れません。

別れたあとは、できるだけすぐにトイレに行き、うがいと手洗いを徹底しましょう。

打ち合わせが長引くときは、途中休憩のトイレでもうがいと手洗いを意識しましょう。

いずれも、相手との関係性を壊さないよう、さりげなく実践するようにしましょう。

33 医者が教えてくれない「漢方薬」の効果

——漢方の医学的エビデンス

日本で漢方を愛用している人は少数派かもしれません。

実は、医者の間では、漢方愛用者は少なくありません。私も、そのひとりです。

漢方を敬遠する人は、漢方薬よりも西洋薬、いわゆる総合感冒薬や解熱鎮痛剤などのほうが効き目が強い、と思っているかもしれません。

しかし、**漢方薬は、適切なタイミングで、適切な薬剤を使用すると、より早い回復を助ける**ことがあると言われています。

古来、人類は世界のいろいろなエリアで風邪と戦ってきました。

文化の中心に漢方があった中国をはじめとするアジアはもちろん、日本でも、漢方で風邪と戦ってきた歴史があります。

その歴史の中で、東洋医学の漢方は鍛えられてきたのです。

東洋医学は、患者の体質に基づいた処方を行うのが基本です。

「風邪なら○○を飲め」という単一の答えではなく、「□□の体質を持っている人が風邪をひいたら△△を飲む」といったように、個別の体質に沿った処方が基本姿勢です。

体質に合った漢方薬を処方すると、ピタッと効くケースがあるのです。

ここに、いくつかの漢方研究を紹介します。

●驚くべき漢方薬の効果5選

80名の37℃以上の熱がある患者を対象にした比較試験では、痛み止め・解熱剤などを使用したグループより、**適切な漢方薬を飲んだグループは、発熱の持続期間が1日近くも短縮され、風邪症状の持続期間も短かった**、という結果が出ました。

また、風邪と診断された3歳以上の外来・入院患者171名の比較試験では、総合感冒薬を投与したグループに比べて、**麻黄附子細辛湯エキス顆粒（漢方薬の一種）を投与したグループのほうが、熱症状が2日近く、せき・たん症状が1・5日ほど短かった**という統計データがあります。

さらに、192名を対象とした試験では、**小青龍湯**（漢方薬の一種）による気管支炎に付随するせきの回数、せきの強さ、せき・たんの切れの改善に優れ、くしゃみ、鼻詰まりに関しても優れた改善傾向がみられました。

そして、26名の非喫煙者を対象とした**麦門冬湯**（漢方薬の一種）とデキストロメトルファン（西洋薬の一種）を比較した研究では、麦門冬湯群のほうが内服後速やかにせきを抑える効果が現れました。

麻黄湯（漢方薬の一種）は**インフルエンザの解熱効果がオセルタミビル（タミフル）より17時間も早く現われた**という実験結果もあります。

●日本には漢方の専門医が少ない

ただ、日本には漢方を専門にする医師が少ないのが現状です。

現在、30万人程度の医師数のうち、**漢方専門医は2086人**（2018年11月現在）しかいません。気軽に漢方薬を処方される環境ではないのが現状です。

もちろん、通常の医師でも、漢方薬の処方はできます。漢方専門医資格を取得していない医者でも、漢方に詳しい人はたくさんいます。風邪をひいた際に、かかりつけの先生に相談してみるといいでしょう。

ちなみに、私の場合は、症状に応じて飲む漢方のパターンが決まっています。のどに超初期症状を感じたら、仕事をセーブして、漢方薬を飲んで、嵐が去るのをひたすら待ちます。

個人的に、西洋薬はほとんど服用しません。西洋薬を嫌うわけではなく、漢方薬が自分の体質に合っているという経験則があるからです。

もちろん、漢方薬も薬の一種ですから、効き目と同時に副作用が出る場合もあります。漢方薬を服用する際は、必ず医者の指示に従って飲むようにしましょう。

おわりに

「毎日栄養バランスのとれた食事を摂りなさい」「毎日8時間以上寝なさい」

「風邪になったら、回復するまで会社を休んで、1週間休養をとりなさい」

それが「正しい風邪対策」だとしても、毎日を忙しく過ごす人にとっては、あまりに非現実的な話ではないでしょうか。

「最先端の医療知識を、いかにわかりやすく一般の人々に役立つ形で提供できるか？」

私は、医療とビジネスに携わる人間として、強く、その問題意識を持っています。

医療とは常に、現在の理論に基づいた推測と、不確実性の中で前に進んでいくことが必要な分野です。完ぺきなエビデンス（医学的根拠）がそろうまでには時間がかかります。それを待っていたら、「今を生きる人々」に不利益が生じる可能性があるのです。

そこで本書では、多くの人々の仕事や生活に即した実践的な内容を目指し、現状で言える限りのエビデンスに基づいた具体策を中心に紹介すると同時に、私自身が実践している方法や、医者や専門家の方々によっては見解が分かれる内容も掲載しました。

また、一般の方にとっての「わかりやすさ」を重視したため、医学用語の定義から少し離れた表現があったかもしれません。

どうか、その点をご理解いただき、お役立ていただければ幸いです。

本書を執筆するにあたっては、たくさんの医療職の方々にお世話になりました。とりわけ、後町陽子先生、岩本修一先生には多大なるご指導を賜りました。感染症に関する専門家や先生諸氏の書籍や研究も、大いに参考にさせていただきました。

この場をお借りして深く感謝を申し上げます。

また、制作段階においては、常に読者の側に立った視点を持ちつつ、最後まで私の医学的なエビデンスへのこだわりにお付き合いくださったダイヤモンド社の今野良介氏に、心より御礼申し上げます。

そして本書を最後までお読みいただいたあなた。本当にありがとうございました。

この原稿を書いている2018年1月末、日本ではインフルエンザが猛威を振るっています。本書が、みなさまの健康管理、ご家族への労わり、社会全体のムダや不利益の減少に少しでもお役に立てることができれば、望外の喜びです。

ハイズ株式会社代表取締役社長　医師・医学博士・MBA
裵　英洙

115　医学出版レジデント2016/1 Vol.9 No.1・かぜの予防に関するエビデンス

116　木村哲ほか・内科学. 2002

117　日本産科婦人科学会, 日本産婦人科医会・産婦人科診療ガイドライン-産科編2014

118　熱性けいれん診療ガイドライン策定委員会・熱性けいれん診療ガイドライン2015

119　ジェニファー・アッカーマン著、鍛原多惠子訳・かぜの科学 もっとも身近な病の生態（早川書房）

120　グラクソ・スミスクライン株式会社・かぜ薬購入時のビジネスパーソンと薬剤師のコミュニケーション実態調査

121　エスエス製薬株式会社ホームページ・風邪について

122　テルモ体温研究所・かぜとインフルエンザの違い

123　塩野義製薬株式会社プレスリリース・新規インフルエンザ治療薬候補S-033188の国内製造販売承認申請について

124　エーザイ株式会社・ウイルス・菌対策研究所

100　杉正仁・運転管理に必要な疾病・薬剤の知識. 労働科学.2011

101　日本一般用医薬品連合会・第243回広告審査会レポート 2015

102　本間行彦・有熱かぜ症候群患者における漢方治療の有用性・日本東洋医学雑誌 1995

103　本間行彦, 高岡和夫, 與澤宏一ほか・かぜ症候群に対する麻黄附子細辛湯の有用性—封筒法による比較試験—. 日本東洋医学雑誌 1996

104　村岡健一, 吉田哲, 長谷川和正ほか・葛根湯製剤の作用機序の薬理学的検討—イヌによる体温上昇と免疫能活性について—. 和漢医薬学雑誌 2003

105　宮本昭正, 井上洋西, 北村諭ほか・TJ-19 ツムラ小青竜湯の気管支炎に対する Placebo 対照二重盲検群間比較試験. 臨床医薬 2001

106　藤森勝也ほか・かぜ症候群後咳嗽に対する麦門冬湯と臭化水素酸デキストロメトルファンの効果の比較（パイロット試験）. 日本東洋医学雑誌. Vol. 51 (2000-2001)

107　認定NPO法人ささえあい医療人権センターCOML・新・医者にかかる10箇条

108　空飛ぶ処方せん・かかりつけ薬局のための処方せん送受信システム

109　EPARK・処方せんネット受付サービス

110　CareNet.com・エキスパートが質問に回答「インフルエンザ診療」その2

111　一般社団法人日本臨床内科医会インフルエンザ研究班編 インフルエンザ診療マニュアル 2017-2018年シーズン版（第12版）

112　山中昇・専門医講習会テキストシリーズ・ウイルス感染対策

113　一般社団法人日本呼吸器学会・かぜ症候群

114　宮本明彦ほか・咽頭の診察所見（インフルエンザ濾胞）の意味と価値の考察 日大医誌2013

83　文部科学省・学校において予防すべき感染症の解説

84　東京都感染症情報センター・感染症発生動向調査にみる呼吸器系感染症起因ウイルスの検出状況（2009年）について

85　東京都感染症情報センター・インフルエンザ

86　政府公報オンライン・インフルエンザの感染を防ぐポイント

87　横浜市感染症情報センター・疾患別情報

88　消費者庁・二酸化塩素を利用した空間除菌を標ぼうするグッズ販売業者17社に対する景品表 示法に基づく措置命令について.2014

89　日本呼吸器学会・呼吸器の病気 かぜ症候群

90　「かぜ」とはどういう病気なのか・京府医大誌.2013

91　満田年宏監訳・医療現場における手指衛生のためのCDCガイドライン・国際医学出版.2007

92　池原弘展ほか・石けん手洗い後にペーパータオルを用いた乾燥方法の除菌効果の検討 UH CNAS, RINCPC Bulletin Vol. 18, 2011

93　東北大学保険管理センター 保健のしおり 38号

94　一般社団法人日本衛生材料工業連合会・マスクの表示・広告自主基準

95　堀美智子監修・OTC薬販売の実践問題集 じほう.2006

96　久保田隆廣ほか・CYP2C19,CYP2D6, およびCYP2Cの遺伝子多型と人種差

97　横井毅・薬物代謝酵素の遺伝的多型と個別薬物療法・化学と生物.2001

98　横井毅ほか・薬物代謝酵素の遺伝的多型:CYP2D6とCYP2A6の新規 遺伝子変異の日本人における解析を中心として.日本薬理学雑誌.1998

99　個別化医療実現のための医薬品開発・医薬出版センター.2008

67　Prevention and Control of Seasonal Influenza with Vaccines: Recommendations of the Advisory Committee on Immunization Practices — United States, 2017–18

68　King JC et al. Effectiveness of School-Based Influenza Vaccination. N Engl J Med. 2006

69　Osterholm MT, et al. Efficacy and effectiveness of influenza vaccines: a systematic review and meta-analysis. Lancet Infect Dis. 2012

70　Andre FE, et al. Vaccination greatly reduces disease, disability, death and inequity worldwide. Bulletein of the World Health Organization. 2008

71　Kwok YLA, Gralton J, McLaws ML, Face touching：A frequent habit that has implications for hand hygiene. Am J Infect Control 2015

72　厚生労働省・インフルエンザQ & A

73　厚生労働省・感染症法に基づく医師及び獣医師の届け出について

74　厚生労働省・抗微生物薬適正使用の手引き・第一版

75　厚生労働省・「統合医療」情報発信サイト 海外の情報 亜鉛

76　厚生労働省・報道発表資料 2016

77　厚生労働省・平成29年度インフルエンザQ&A

78　国立感染症研究所・ライノウイルス検査マニュアル 2009

79　国立感染症研究所・感染症情報センター　インフルエンザ　総説

80　国立感染症研究所・インフルエンザ診断マニュアル 第3版

81　国民生活センター・ウイルス対策をうたったマスク－表示はどこまであてになるの？

82　横浜市感染症情報センター・疾患別情報

56 Nabeshima S et al. A randomized, controlled trial comparing traditional herbal medicine and neuraminidase inhibitors in the treatment of seasonal influenza. J Infect Chemother. 2012

57 Gonzales, R, Malone, DC, Maselli, JH, and Sande, MA. Excessive antibiotic use for acute respiratory infections in the United States. Clin Infect Dis. 2001

58 Grijalva, C.G., Nuorti, J.P. and Griffin, M.R.Antibiotic Prescription Rates for Acute Respiratory Tract Infections in US Ambulatory Settings. JAMA.2009

59 Smith A et al. Effects of upper respiratory tract illnesses on mood and performance over the working day. Ergonomics. 2000;

60 Fendrick AM et al. The economic burden of non-influenza-related viral respiratory tract infection in the United States. Arch Intern Med. 2003 104 Hayward AC.et.al. Comparative community burden and severity of seasonal and pandemic influenza: results of the Flu Watch cohort study. Lancet Respir Med. 2014

61 Chartrand C et al. Accuracy of rapid influenza diagnostic tests: A meta-analysis. Ann Intern Med. 2012

62 Miyamoto et al. "Posterior Pharyngeal Wall Follicles as Early Diagnostic Marker for Seasonal and Novel Influenza" General Medicine 51-60. 2011

63 Jefferson T et al. Neuraminidase inhibitors for preventing and treating influenza in healthy adults and children. Cochrane Database Syst Rev. 2014

64 Hsu J, Santesso N, Mustafa R et al. Antivirals for treatment of influenza: a systematic review and meta-analysis of observational studies. Ann Intern Med. 2012

65 Nabeshima S et al. A randomized, controlled trial comparing traditional herbal medicine and neuraminidase inhibitors in the treatment of seasonal influenza. J Infect Chemother. 2012;

66 Wang C et al. Oseltamivir Compared With the Chinese Traditional Therapy Maxingshigan–Yinqiaosan in the Treatment of H1N1 Influenza: A Randomized Trial.Ann Intern Med. 2011

associated viral respiratory illness in adults: efficacy and tolerability in phase II clinical trials. Antivir Ther. 2002

46 Cochrane Database Syst Rev. 2003

47 De Sutter AI et al. Oral antihistamine-decongestant-analgesic combinations for the common cold.Cochrane Database Syst Rev. 2012

48 Smith SM et al. Over-the-counter medications for acute cough in children and adults in ambulatory settings.Cochrane Database Syst Rev. 2008

49 Paul IM et al. Vapor rub, petrolatum, and no treatment for children with nocturnal cough and cold symptoms. Pediatrics. 2010

50 Paul IM et al. Effect of honey, dextromethorphan, and no treatment on nocturnal cough and sleep quality for coughing children and their parents. Arch Pediatr Adolesc Med. 2007

51 Shadkam MN et al. A comparison of the effect of honey, dextromethorphan, and diphenhydramine on nightly cough and sleep quality in children and their parents. J Altern Complement Med. 2010

52 Raeessi MA, et al. Honey plus coffee versus systemic steroid in the treatment of persistent post-infectious cough: a randomised controlled trial. Prim Care Respir J. 2013

53 Nakamura, K., Yokoi, T., Inoue, K., Shimada, N., Ohashi, N., Kume, T. and Kamataki, T.:CYP2D6 is the principal cytochrome P450 responsible for metabolism of the histamine antagonist promethazine in human liver microsomes. Pharmacogenetics.1996

54 Manabu Tashio.M et al. Effects of a sedative antihistamine, D - chlorpheniramine, on regional cerebral perfusion and performance during simulated car driving. Human Psychopharmacology. 2008;Volume 23, Issue 2.139-150.

55 Moskowitz H, Wilkinson CJ. Antihistamine and driving-related behavior:A review of the evidence for impairment. National Highway Traffic safety Administration.2004

Infection—A Meta-Analysis of Prospective Studies. Psychosom Med 2010

35 Cohen S et al. Sleep habits and susceptibility to the common cold. Arch Intern Med. 2009

36 Martin B. Hocking et al. Common cold transmission in commercial aircraft: Industry and passenger implications. Journal of Environmental Health Research, Volume 3, Issue 1, 2004

37 Shehab N,Patel PR and Srinivasan A.Emergency department visits for antibiotic-associated adverse events. Clin Infect Dis. 2008

38 Protective effect of antibiotics against serious complications of common respiratory tract infections: retrospective cohort study with the UK Gener... - PubMed – NCBI BMJ. 2007

39 Risks and benefits associated with antibiotic use for acute respiratory infections: a cohort study. - Ann Fam Med. 2013

40 Kenealy TetalAntibiotics for the common cold and acute purulent rhinitis. Cochrane Database Syst Rev. 2013

41 Turner, RB, Wecker, MT, Pohl, G et al. Efficacy of tremacamra, a soluble intercellular adhesion molecule 1, for experimental rhinovirus infection: a randomized clinical trial. JAMA. 1999

42 Schiff, GM and Sherwood, JR. Clinical activity of pleconaril in an experimentally induced coxsackievirus A21 respiratory infection. J Infect Dis. 2000

43 Kaiser, L, Crump, CE, and Hayden, FG. In vitro activity of pleconaril and AG7088 against selected serotypes and clinical isolates of human rhinoviruses. Antiviral Res. 2000

44 Hsyu, PH, Pithavala, YK, Gersten, M, Penning, CA, and Kerr, BM. Pharmacokinetics and safety of an antirhinoviral agent, ruprintrivir, in healthy volunteers. Antimicrob Agents and Chemotherapy2002

45 Hayden, FG, Coats, T, Kim, K et al. Oral pleconaril treatment of picornavirus-

Supplementation on Viral Upper Respiratory Tract Infections in Young Healthy Children. JAMA. 2017

23 Dougals RM, Hemilä H, Chalker E. Vitamin C for preventing and treating the common cold. Cochrane Database Syst Rev 2007

24 Hulisz D. Efficacy of zinc against common cold viruses: an overview. J Am Pharm Assoc 2003

25 Singh M et al. Zinc for the common cold. Cochrane Database Syst Rev. 2013

26 Science M, Johnstone J, Roth DE, et al. Zinc for the treatment of the common cold: a systematic review and meta-analysis of randomized controlled trials. CMAJ2012

27 Kurugöl Z et al. The prophylactic and therapeutic effectiveness of zinc sulphate on common cold in children.Acta Paediatr. 2006

28 Caruso TJ, Prober CG, Gwaltney JM Jr. Treatment of naturally acquired common colds with zinc: a structured review. Clin Infect Dis 2007

29 Marshall, I. in: Zinc for the common cold（Cochrane Review） .The Cochrane LibraryIssue 2. Update Software, Oxford; 2002

30 Hojsak I et al. Lactobacillus GG in the prevention of nosocomial gastrointestinal and respiratory tract infections. Pediatrics. 2010

31 Hao Q et al. Probiotics for preventing acute upper respiratory tract infections. Cochrane Database Syst Rev. 2015

32 King S, et al. Effectiveness of probiotics on the duration of illness in healthy children and adults who develop common acute respiratory infectious conditions: a systematic review and meta-analysis. Br J Nutr.2014

33 Falagas,M.E. et al. Psychosocial factors and susceptibility to or outcome of acute respiratory tract infections. Int J Tuberc Lung Dis 2010

34 Anette Pedersen et al. Influence of Psychological Stress on Upper Respiratory

Virol. 2007

12 Winther B, McCue K, Ashe K, et al. Rhinovirus contamination of surfaces in homes of adults with natural colds: transfer of virus to fingertips during normal daily activities. J Med Virol. 2011

13 Jefferson T, Del Mar C, Dooley L, et al. Physical interventions to interrupt or reduce the spread of respiratory viruses. BMJ. 2009

14 Aiello AE, Coulborn RM, Perez V, Larson EL. Effect of hand hygiene on infectious disease risk in the community setting: a meta-analysis. Am J Public Health. 2008

15 Rabie T, Curtis V. Handwashing and risk of respiratory infections: a quantitative systematic review. Trop Med Int Health. 2006

16 Best EL, Parnell P, Wilcox MH. Microbiological comparison of hand-drying methods: the potential for contamination of the environment, user, and bystander. J Hosp Infect. 2014

17 P.T.Kimmitt et al. Evaluation of the potential for virus dispersal during hand drying: a comparison of three methods. J Appl Microbiol. 2016

18 Huang C, Ma W, Stack S. The hygienic efficacy of different hand-drying methods: a review of the evidence. Mayo Clin Proc. 2012

19 Patrick DR, Findon G, Miller TE. Residual moisture determines the level of touch-contact-associated bacterial transfer following hand washing. Epidemiol Infect. 1997

20 Satomura K et al. Prevention of upper respiratory tract infections by gargling: a randomized trial. Am J Prev Med 2005

21 Martineau AR, et al. Vitamin D supplementation to prevent acute respiratory tract infections: systematic review and meta-analysis of individual participant data. BMJ. 2017

22 Aglipay M et al. Effect of High-Dose vs Standard-Dose Wintertime Vitamin D

参考文献（一部抜粋）

1 Eccles, R. , Fietze, I. and Rose, U. Rationale for Treatment of Common Cold and Flu with Multi-Ingredient Combination Products for Multi-Symptom Relief in Adults.Open Journal of Respiratory Diseases.

2 Terho H, Asko J. Thecommoncold. TheLancet.

3 Turner RB: The Common Cold. In: Bennett JE, Dolin R, Blaser MJ. Ed.: Mandell, Douglas, and Bennett's Principales and Practice of Infectious Diseases. 2014;8th ed. Elsevier Saunders

4 Lee, S. et al. A polyvalent inactivated rhinovirus vaccine is broadly immunogenic in rhesus macaques. Nature. Communications.2016

5 ハリソン内科学 第3版. Harrison's PRINCIPLES OF INTERNAL MEDICINE 17TH EDITION. メディカルサイエンスインターナショナル，2009

6 Mäkelä, MJ•Puhakka, T•Ruuskanen, O et al. Viruses and bacteria in the etiology of the common cold. J Clin Microbiol. 1998

7 Jackson, G., Dowling, H., Spiesman, I. and Boand, A. Transmission of the Common Cold to Volunteers under Controlled Conditions. 1 The Common Cold as a Clinical Entity. AMA Arch Internal Medicine. 1958

8 Gwaltney Jr., J.M., Hendley, J.O., Simon, G. and Jordan Jr., W.S. Rhinovirus Infections in an Industrial Population. II. Characteristics of Illness and Antibody Response. JAMA. 1967

9 Ron Eccles et al. Rationale for Treatment of Common Cold and Flu with Multi-Ingredient Combination Products for Multi-Symptom Relief in Adults. Open Journal of Respiratory Diseases. 2014;Vol.04 No.03.

10 Gwalthey JM Jr and Hendley JO, Transmission of experimental rhinovirus infection by contaminated surfaces. Am J Epidemiol. 1982

11 Winther B, McCue K, Ashe K, et al. Environmental contamination with rhinovirus and transfer to fingers of healthy individuals by daily life activity. J Med

［著者］
裴　英洙（Eishu Hai）
医師・医学博士、MBA。ハイズ株式会社代表取締役社長。
1972年奈良県生まれ。金沢大学医学部卒業、金沢大学大学院医学研究科修了。金沢大学医学部卒業後、金沢大学第一外科（現・先進総合外科）に入局し、大学病院や基幹病院を中心に、主に胸部外科（肺がん、心臓病など）に従事し、日々手術に明け暮れる。その後、金沢大学大学院に入学し、外科病理学を専攻し医学博士を取得。さらに、病理専門医を取得し、市中病院にて病理医として病気の最終診断にかかわり、年間1万件以上の重大疾病の診断をこなす。
医師として働きつつ慶應義塾大学大学院経営管理研究科（慶應ビジネス・スクール）にて医療政策・病院経営の第一人者の田中滋教授に師事。同ビジネス・スクールを首席で修了。フランスグランゼコールESSEC大学院交換留学。ビジネス・スクール在学中に医療機関再生コンサルティング会社を設立。多数の医療機関の経営支援、ヘルスケア企業の医学アドバイザー業務などを行なっている。現在も医師として臨床業務をこなしつつ、臨床の最前線からのニーズを医療機関経営に活かすハンズオン型支援を行なう。
『一流の睡眠』『なぜ、一流の人は「疲れ」を翌日に持ち越さないのか』『10の仕事を1の力でミスなく回すトリアージ仕事術』（以上、ダイヤモンド社）、『医療職が部下を持ったら読む本』（日経BP社）など著書多数。

一流の人はなぜ風邪をひかないのか？
MBA医師が教える本当に正しい予防と対策33

2018年２月21日　第１刷発行
2018年12月17日　第２刷発行

著　者――裴　英洙
発行所――ダイヤモンド社
〒150-8409　東京都渋谷区神宮前6-12-17
http://www.diamond.co.jp/
電話／03･5778･7236（編集）　03･5778･7240（販売）
製作進行――ダイヤモンド・グラフィック社
印刷――堀内印刷所（本文）・慶昌堂印刷（カバー）
製本――加藤製本
ブックデザイン――西垂水敦・坂川朱音（krran）
DTP――一企画
校閲――加藤義廣（小柳商店）
編集担当――今野良介

ISBN 978-4-478-10250-3